新时代"妇儿健康·优生科学"科普丛书

总主编 左伋

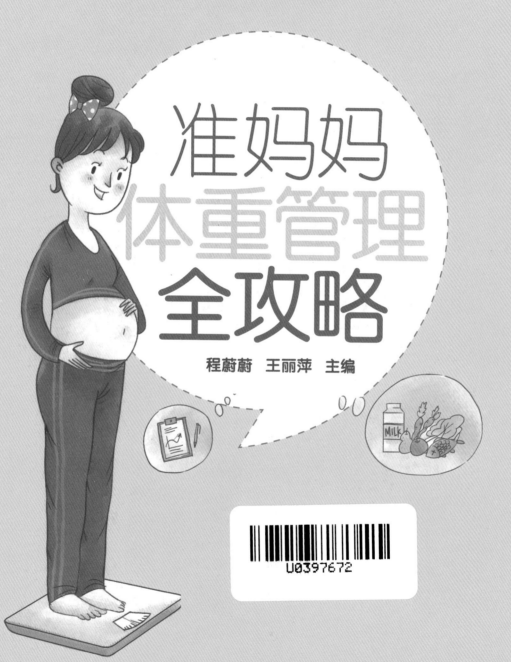

准妈妈
体重管理
全攻略

程蔚蔚　王丽萍　主编

世界图书出版公司

上海·西安·北京·广州

图书在版编目（CIP）数据

准妈妈体重管理全攻略 / 程蔚蔚，王丽萍主编. —
上海：上海世界图书出版公司，2019.11
ISBN 978-7-5192-6601-1

Ⅰ.① 准… Ⅱ.① 程…② 王… Ⅲ.① 孕妇—妇
幼保健—基本知识 Ⅳ.① R715.3

中国版本图书馆 CIP 数据核字（2019）第 215309 号

书　　名	准妈妈体重管理全攻略
	Zhunmama Tizhong Guanli Quangonglüe
主　　编	程蔚蔚 王丽萍
策划编辑	沈蔚颖
责任编辑	陈寅莹
插　　画	木　风
出版发行	上海世界图书出版公司
地　　址	上海市广中路88号9-10楼
邮　　编	200083
网　　址	http://www.wpcsh.com
经　　销	新华书店
印　　刷	上海景条印刷有限公司
开　　本	787 mm×1092 mm　1/16
印　　张	12.5
字　　数	170千字
版　　次	2019 年 11 月第 1 版　2019 年 11 月第 1 次印刷
书　　号	ISBN 978-7-5192-6601-1/R·510
定　　价	42.00元

新时代"妇儿健康·优生科学"科普丛书编写委员会

总主编

左 伋

委 员

（按姓氏笔画为序）

丁显平	王晓红	朱宝生	刘 雯	刘国成	刘俊涛
李 力	李 京	李苏仁	李啸东	李崇高	杨 玲
沈 颖	张咸宁	苟文丽	姚元庆	夏 寅	郭长占
梅 建	程 凯	程蔚蔚	蔡旭峰	谭文华	薛凤霞

秘 书

蔡旭峰

本册编者名单

主　编

程蔚蔚　王丽萍

编　者

（按姓氏笔画为序）

王鹏麟　朱亦清　陈淑芳　呆　丽　周　蒨

普及优生科学知识

提高妇儿健康水平

为新时代妇儿健康·优生科学"科普丛书题

陈义汉

2019年4月20日

同济大学副校长、中国科学院院士　陈义汉教授
为本套丛书题词。

序　言

党的"十九大"提出中国特色社会主义进入了"新时代"。"新时代"意味着在国家的总体发展上应有新的方向、新的目标和新的追求。这其中也包括了"国民健康"。习近平总书记指出"健康是促进人的全面发展的必然要求，是经济社会发展的基础条件，是民族昌盛和国家富强的重要标志，也是广大人民群众的共同追求"。中共中央、国务院印发的《"健康中国 2030"规划纲要》提出了"普及健康生活、优化健康服务、完善健康保障、建设健康环境"等方面的战略任务。《"健康中国 2030"规划纲要》以健康为中心，强化预防疾病这一理念，这是"健康中国"战略的必然选择。其中妇儿健康更是衡量国家社会经济发展的重中之重，也是我们从事基础医学和临床医学医务工作者在"新时代"的光荣使命。

在世界图书出版公司的大力支持下，我们组织了复旦大学、中国优生科学协会、浙江大学、九三学社复旦大学委员会等社会组织中从事妇儿临床和基础的专家，编写了一套《新时代"妇儿健康·优生科学"科普丛书》，从不同视角切入，对生命诞生、备孕、孕期、围产、婴幼儿的健康进行科普化的科学指导，旨在提高社会大众对妇儿健康知识的正确认识，促进身心健康，为"新时代"的"健康中国"作出我们的一点贡献。

复旦大学上海医学院细胞与遗传医学系主任、教授、博士生导师
中国优生科学协会第七届理事会会长
九三学社复旦大学委员会常务副主委
2019 年 7 月 5 日

前　言

　　随着时代的发展、经济的发展和人们生活水平的提高，如何进一步提高健康水平、加强自我保健成为大家关心的热点。怀孕期是孕育生命的重要阶段，孕妈妈孕期体重增加过多会导致妊娠期糖尿病、妊娠期高血压等并发症风险增加，宝宝过大难产概率增加、产后体型恢复慢。另外，现代医学研究认为许多成年后的代谢性疾病起源于胎儿期，如成年后的高血压病、心脑血管病或糖尿病都与胎儿在妈妈子宫内所暴露的风险因素有关，所以整个孕期健康保健格外重要。

　　大家都知道怀孕了体重会增加，但增加多少合适？增加过多或过少有什么不良后果？孕期营养该怎么搭配才合理？怀孕早期、中期、晚期营养有什么不同？孕期恰当的运动也是管理体重的重要手段，孕妈妈可以做哪些运动？运动强度如何把握？这可是问题多多。

　　本书编写人员均是在妇产科医院产科工作 10 年以上的医生、营养师和护理人员，她们除了专业理论知识还具有丰富的临床经验，就孕妈妈孕期体重管理中的饮食、营养、运动等具体问题以最专业的知识给你娓娓道来，以帮助你管理好孕期体重，保障母儿近期、远期健康。相信你读了以后一定能有所收获。

程蔚蔚

中国福利会国际和平妇幼保健院　主任医师

2019 年 3 月

目　录

第一章　体重管理要从备孕就开始

第二章　体重不增反降的孕早期（0～3个月）

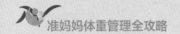
第三章　体重稳步上升的孕中期（4～6个月）

第四章　增长迅速的孕晚期（7～9个月）

第五章 产后体重管理，同样重要

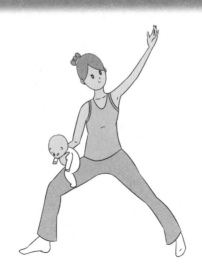

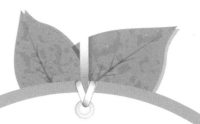

第一章

体重管理
要从备孕就开始

　　备孕时就应了解与体重有关的数值，对于体重和食物摄入量进行共同监测。孕前体重管理不当易引起多囊卵巢综合征、营养不良、超重等疾病，营养、运动和生活方式都是与体重管理密切相关的因素。

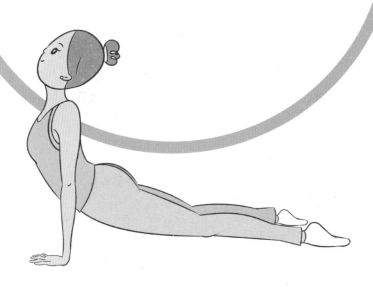

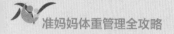

一、与体重有关的那些数值

1 认识自己的体重指数——BMI

（1）计算自己的BMI指数

除了单纯看体重数字以外，可以结合 BMI 指数来判断自己是否超重或肥胖。BMI 指数（即身体质量指数，简称体重指数，英文为 body mass index, BMI），是用体重（千克）除以身高（米）的平方得出的数字，公式为体重指数（BMI）= 体重（kg）÷ 身高^2（m^2），是目前国际上常用的衡量人体胖瘦程度以及是否健康的一个标准。

正常情况下，身高越高往往体重也越重，我们判断胖瘦程度时必须排除身高的影响，这就需要用到 BMI 指数了。而且，当我们需要比较及分析某一个体重对于不同身高的人所带来的健康影响时，BMI 值也是一个可以参考的指标。BMI 指数和孕期体重增长的关系我们在第二章会详细介绍。

（2）结合其他指标来评判

除了 BMI 指数以外，科学家们又提出了一个新的参考指标——相对脂肪质量指数（relative fat mass，RFM）。相关研究团队表示，RFM 较之 BMI 更为准确，并且只需要一个卷尺就可以准确测量和计算，因此更便捷，也更适用于普通人群。RFM 的计算，主要是参照腰围与身高的关系来衡量体重标准，而并非单纯的研究体重与身高的关系。

RFM 的计算方法主要为：

男性：RFM = 64-（20× 身高 ÷ 腰围）

女性：RFM = 70-（20× 身高 ÷ 腰围）（身高与腰围单位一致即可）

如果所得值男性 ≥ 23，女性 ≥ 34，就属于肥胖了。

"肥胖"是造成女性不孕症的一个重要原因。有研究发现，肥胖的女性在没有采取避孕措施的情况下，会比正常体重的女性平均怀孕时间推迟 9.5 个月左右。过度肥胖会让女性内分泌功能紊乱，性激素合成障碍，会导致月经异常、排卵障碍，从而直接影响生育。因此，备孕的女性，无论身体过胖过瘦都应积极进行调整，达到正常的 BMI 或 RFM。

你测量体重的方式正确吗？

1. 排除干扰因素

我们常常发现，每日在不同时间段测得的体重会有不少差异，这往往与我们的进食、饮水、运动或环境因素等有关。所以，如果你希望体重测量得更为准确，就需要在相对稳定的情况下进行测量。在保证环境基本相同，身体各方面的状况没有很大差异时，再进行体重测量，有利于得出更加真实的体重数字。专家建议，最佳的测量体重时段是早餐前，因为此时经过了一整晚的调整和休息，身体状况比较稳定，受进食影响小。因此，早餐前是理想的体重测量时间。

2. 每周为自己测量一次体重

由于 1 周每日的生活或进行的活动有所不同，也会影响体重的结果，因此建议以 1 周为一个周期，选择在 1 周里固定的一天，如周一早上测量体重，可避免日常活动的干扰。专家还指出，体重虽然受许多因素的影响，但机体新陈代谢是一个缓慢的过程，没有怀孕时，体重不会 1～2 天就产生很大的变化。因此，科学的体重测量频率最好是 1 周一次。

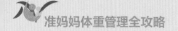

2 生命早期1 000天，奠定宝宝健康的基石

近年来，"生命早期1 000天"这个概念受到了越来越多人的关注。生命早期1 000天是指从怀孕开始，到新生儿出生后2岁之内的婴幼儿时期，也就是怀孕的270天，再加上出生后的2个365天，正好是1 000天。生命早期的1 000天，对人一生的成长有着至关重要的影响，因为这段时期，是机体组织、器官和系统发育最快也最容易受到影响的阶段。国际医学专家和营养专家经过大量研究提出：这一时期的营养，不仅关系到新生儿的体格发育和脑发育，还关系到其成人后的健康，例如心血管疾病、糖尿病、肥胖等的发生都与胎儿、婴幼儿时期的营养不良或营养过剩有关。所以，备孕时准妈妈们也要重视自己的营养情况。体重过高或者过低都会对生育能力产生影响。

3 体重和食物摄入量要共同监测

体重控制是健康管理的基础，体重秤可以让我们掌握自己的体重变化，所以，体重秤对于备孕的家庭来说，是不可或缺的。

食物秤则可以比较准确地称量食物的重量，能够根据你的需要准确测量具体食物的重量。准妈妈们便可以通过营养师的指导，相对精确地了解自己一天的食物摄入情况，从而可以更好地调整饮食结构。通过控制关键食物的摄入量，可以有效完成孕期不同阶段的膳食调整。

备孕时，记得准备两台秤：体重秤 + 食物秤

想要更好地控制体重，准妈妈们就要了解自己的体重变化及摄入的食物量的情况，所以，备孕时记得要准备2台秤——体重秤和食物秤。

二、与体重管理有关的疾病

1 多囊卵巢综合征

（1）了解多囊卵巢综合征

多囊卵巢综合征（PCOS）是育龄期女性常见的一种生殖内分泌代谢性疾病，育龄妇女的患病率为5% ~ 10%。多囊卵巢综合征会引起不孕不育，可伴有多种代谢异常，怀孕后会增加妊娠期并发症的发生概率，也是2型糖尿病、心脑血管疾病和子宫内膜癌的高危因素。

（2）多囊卵巢综合征的临床表现

常见的临床表现为月经异常，可表现为月经稀发，2 ~ 3个月才来一次月经，或闭经、不规则出血。一部分人是因为不孕或反复自然流产就诊，才诊断出多囊卵巢综合征。另外，患者会出现高雄激素表现或高雄激素血症，或超声下卵巢多囊样表现等。

多囊卵巢综合征患者（以下简称PCOS患者）还常常合并存在胰岛素抵抗相关的代谢异常，30% ~ 60%的患者有肥胖，35%的患者合并糖耐量受损，10%的患者发生2型糖尿病，70%的患者存在脂代谢异常，主要表现为甘油三酯、低密度脂蛋白升高。PCOS患者还容易患非酒精性脂肪肝，随着年龄的增长，高血压等心血管疾病的发病率也显著升高。

（3）多囊卵巢综合征是怎么引起的

迄今为止，确切的病因尚不清楚，大多数学者认为是遗传因素与环境因素相互作用引起的，家族成员中有肥胖、父系脱发、母系月经失调，以及糖尿病、高血压病史的女性，其患病概率会增加。另一方面，营养过剩、肥胖、不良生活方式、宫内高雄激素暴露等也是发病因素。

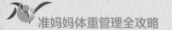

（4）多囊对于生殖健康及怀孕和分娩的影响

多囊患者多有稀发排卵或排卵障碍，导致不排卵和不孕，肥胖多囊患者不孕率更高。另外，孕前期和孕早期的胰岛素抵抗会增加患者孕期糖尿病、高血压和先兆子痫的发生率，导致胎盘功能不全、流产、先天畸形、早产、死产、剖宫产率增高，新生儿并发症增多，同时胎儿成年后出现肥胖、胰岛素抵抗和糖尿病的风险增加。

（5）多囊卵巢综合征患者备孕准备

首先，调整生活方式是基础治疗方案，包括饮食、运动和行为干预，贯穿多囊卵巢综合征治疗始终。很多研究发现，如果多囊患者体重下降5%～10%，可使患者的生殖和代谢异常得到明显改善，近一半患者能恢复月经，恢复排卵。

如果患者合并糖耐量受损或胰岛素抵抗，医生会采用胰岛素增敏剂二甲双胍治疗，建议疗程3～6个月，待胰岛素抵抗或糖耐量明显改善后再备孕。备孕患者建议二甲双胍使用至确诊妊娠后再停服。

控制体重的同时，如果雄激素过高，需要进行抗高雄激素血症治疗。如果月经紊乱，需要调整月经周期，无排卵者在纠正代谢异常后可以进行促排卵治疗。

总之，如果诊断为多囊卵巢综合征，一定要在积极控制体重、改善代谢异常后再怀孕，这样既增加了怀孕成功的概率，又可以大大减少发生流产、妊娠期并发症的风险，有利于我们生一个健康的宝宝。

2 营养不良

合理的营养是人体健康的必需条件，人类生长发育关键期或敏感期的营养尤为重要，会影响生命的全过程。早期营养的好坏会直接影响婴儿和儿童期的智力水平和生长发育，甚至影响成年后的健康。

婴儿和儿童的营养是连续统一的，现代医学研究发现，其最佳的启动期是在母亲受孕之前。孕前的营养状态不仅影响到母亲，也影响到胎儿和婴儿的生长发育。合理的营养可保证胎儿正常器官的形成，防止胎儿宫内生长受限发生，促进正常代谢、体格生长和智能发育。世界卫生组织的研究数据表明，孕前低体重的母亲怀孕后，孕期发生胎儿宫内发育迟缓的危险性将增加 5 倍。孕前低体重的母亲也容易合并多种营养素的缺乏，如维生素 A、叶酸、碘、铁和锌等，这些营养素的缺乏也是引起胎儿宫内发育迟缓的病因之一。

孕前和孕早期的营养不良不仅会使准妈妈抵抗力下降，容易患病，而且会影响胎盘的大小和子宫 - 胎盘的血流，直接影响胎儿血液和营养的供应，从而导致胎儿宫内生长发育迟缓。胎儿期生长发育迟缓或停滞对中枢神经系统的结构和功能发育有着深远的影响，对儿童以后的智力发育和行为均可能产生不利影响。这种宫内营养不良不仅影响儿童的大脑发育、生长和机体构成，还与成年后的许多疾病相关，如高血压、糖尿病、心血管疾病等。成年后许多疾病的易患倾向是基因、宫内环境和出生后生活方式等相互作用的结果。因此，如果想要实现优生优育，生一个健康的宝宝，在孕前就应该做好营养准备，过高或过低的体重指数均会对婴儿发育产生不良影响，孕前保持体重指数处于正常水平具有重要意义。

备孕时准妈妈一定要保持健康的生活方式，不要过度节食和减肥，合理饮食，规律运动，使自己孕前的 BMI 维持在正常水平，才能生一个健康的宝宝，为宝宝婴幼儿期、儿童期的健康发育直至成年期的健康打好基础。

3 超重/肥胖

肥胖是体内脂肪积聚过多，热量摄入大于消耗，能量失衡，体重超常所致的一种内分泌代谢疾病。近年来随着生活水平的提高，无论儿

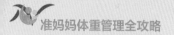
童还是成人，肥胖率都在上升，目前肥胖病已经取代了由营养不良和感染所引起的疾病，成为影响人类健康的主要危险因素之一。

超重 / 肥胖怎么判断呢？体重指数（BMI，kg/m^2）是最常使用的判断超重和肥胖的标准。《中国成人超重和肥胖症预防控制指南》中提出的中国人肥胖诊断界值：BMI < 18.5 为体重过低，BMI 18.5 ~ 23.9 为正常，BMI 24.0 ~ 27.9 为超重，BMI ≥ 28 为肥胖。

肥胖对于女性生殖健康有哪些影响呢？

- 肥胖会导致女性月经紊乱，出现排卵障碍性异常子宫出血，月经稀发甚至闭经，排卵障碍会造成女性不孕，常见于多囊卵巢综合征。即便受精卵成功着床，在肥胖孕妇中，受精卵成功发育的孕妇仍低于正常体重的孕妇。

- 肥胖可导致孕早期流产的风险增加，还可导致多种妊娠期并发症的发病率升高，如妊娠期糖尿病、妊娠期高血压疾病、早产、孕产期深静脉血栓等。

- 分娩期肥胖会增加头盆不称的机会，造成产程进展缓慢或者停滞，剖宫产率增加，产后出血发生率增加。无论是经阴道分娩还是剖宫产，超重或肥胖导致产妇产后出血的发生率增加 1 倍。

- 肥胖孕妇如果剖宫产，会增加麻醉风险和手术难度，术后腹部切口易发生脂肪液化、愈合不良等。

- 肥胖不仅增加母亲的风险，也增加胎儿的风险，胎儿发生巨大儿、胎儿宫内窘迫、死胎的风险也增加。

肥胖不仅影响女性生殖健康，而且还会影响男性生殖健康，表现为降低男性精子质量，影响男性性功能，从而损害男性的生殖能力，造成男性不育。

肥胖对生育有这么多的不利影响，因此备孕开始夫妻双方就要关注体重。发现身体超重要及早干预，预防发展为肥胖。已经是肥胖者，最好做一下全面的体格检查，评估一下自己是否有高血糖、高血脂、非酒精性肝病等代谢异常。在医生的指导下，根据自身肥胖程度、身体健康和代谢情况、生活方式等，科学地控制饮食，限制热量摄入，加强运动，促进能量消耗。最好是减重并将代谢问题纠正以后再怀孕，以保证顺利地怀孕，并分娩一个健康的宝宝。

三、与体重管理有关的因素——营养

1 健康饮食的重要性

不论是"民以食为天"还是"养生之道，莫先于食"，吃对于国人来说从来都不是小事。吃饭不单单为了填饱肚子，更是社交，是娱乐，是生活，同时也是健康最重要的影响因素之一。对于备孕的女性来说，更是如此，合理的膳食、均衡的营养和健康的身体状况是孕育新生命必需的物质基础。在备孕阶段即开始健康饮食，可以让很多孕期恼人的问题在未发生前即被预防，可以让我们的孕期更加顺利舒适，也可以造福宝宝的未来甚至一生，不可谓不重要。我们就来看看健康饮食的几大重要意义。

- 可以提供必需的能量、蛋白质及各种营养素，维持准妈妈身体的正常功能，提供宝宝生长发育所必需的营养，避免因为营养缺乏而导致的发育迟缓。
- 可以提供孕期必需的各类矿物质，如钙、铁、锌、碘等的摄入，让之后的日子不那么容易被骨质疏松、贫血所困扰。

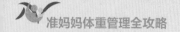

- 可以维持健康的体重，降低孕期各类并发症，比如妊娠糖尿病、妊娠高血压的风险。并为宝宝提供良好的生长环境，降低巨大儿和低体重的风险。

- 可以避免未来的健康隐患，这种隐患包括女性年岁渐长以后罹患各类疾病的风险以及宝宝成年以后罹患代谢性疾病的风险。

至于什么时候开始健康饮食，我们建议：从今天就开始！改变永远不嫌晚！

2 小心！增脂食物排行榜

很多人都会有这种疑问：我吃得并不多呀，怎么老是瘦不下来呀？吃多了会胖，吃少了也会胖，所以更关键的问题是你吃得对不对。有些食物的热量超级高，有些食物看着很健康，可是吃多了热量也不低，还有些食物看似健康，其实也是能量炸弹哦！我们就来数数增脂食物的top10 排行榜吧。

（1）甜蜜的诱惑——各种甜饮料

虽然只是喝了点儿水，但甜饮料却是增脂食物排行榜上名副其实的No.1。"不甜不好喝"作为甜饮料界最重要的潜规则，一小瓶往往就含有大量的糖。按照中国营养学会的推荐，每日额外添加糖的摄入应控制在 10% 以下，最好控制在 5% 以下。以轻体力活动女性和中等体力活动女性 7 531.2 ~ 8 786.4 kJ/d（1 800 ~ 2 100 kcal/d）的推荐摄入量来计算，每日额外添加糖的摄入量最好在 22.5 ~ 26.25 g 以下，最高也不应超过 45 ~ 52.5 g。

按照这个标准我们来了解一下常见的甜饮料的糖含量（表 1-1）。

表 1-1 常见饮料含糖量

饮料类别	每 100 ml 含糖量（g）	一个市售单位含糖量（g）
可乐	10.6	600 ml（1 瓶）= 63.6
雪碧	11	600 ml（1 瓶）= 66
芬达	10.6	600 ml（1 瓶）= 63.6
柠檬红茶	13	310 ml（1 听）= 40.3
某维生素饮料	4.9	600 ml（1 瓶）= 29.4
某橙汁	9.7	450 ml（1 瓶）= 43.65

看到这些惊人的糖含量，我们基本可以确定 1 瓶下肚，糖的摄入就超标了。而超标的这些糖就会变成多余的热量，进而转化成你肚子上的肉了。

除了本身热量"杠杠的"之外，甜饮料之所以会成为增脂食物的 NO.1，还有一个很重要的原因就是会上瘾！听上去是不是非常可怕？但这却是真实存在的。我们以可乐为例，看看身体的变化过程吧：

1 杯可乐下肚→血糖迅速上升→我们的身体获得了能量以及愉悦的情绪→很快，血糖下降，愉悦感也就消失了（可乐里能量的消耗速度就好像旺火烧细木头，烧得旺，也烧得极快）→我们的身体开始不由自主地渴望糖分带来的愉悦感→本能战胜理智，是时候再来 1 杯了。

这个过程是我们身体缺乏抵抗力的过程，也因此，"快乐肥宅水"的称号实在是名副其实。

（2）油炸食物喷喷香——炸鸡配薯条

这也是美食界有名的能量炸弹。脂肪热量高人尽皆知，然而脂肪又恰恰是改善食物风味的重要成分，在油炸的过程中食物表层失水，产生脆壳，而脂肪进入食物中。食物的脂肪含量上升，又赋予了食物特殊的香气，一来一去，自然味道诱人。然而，1 g 油脂 37.67 kJ（9 kcal）的热量实实在在是能量密度最高的营养素了［蛋白质和碳水化合物均

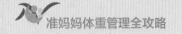
为 1 g 产生 16.74 kJ（4 kcal）热量]，所以称之为能量炸弹真是不为过。

炸物界黑知识

- 素比荤更吸油，包裹在食物外的面糊或是蔬菜本身会比肉蛋类吸收更多油分，通俗地说就是素炸不能减少能量摄入。

- 油炸蔬果的营养丢失最大，毕竟维生素要比矿物质和蛋白质更不稳定。

- 油温过低会让更多的油渗入食物中，导致食物变得更油腻，油温过高则更容易氧化，所以一般来说＜170℃和＞190℃的油炸尤其不健康。

- 橄榄油亚麻籽油茶籽油虽然健康，但用来做炸物却并不会让油炸食品变健康，因为热量的摄入并不会减少（橄榄油和其他油脂的热量几乎无差，都是37.67 kJ/g（9 kcal/g）。

（3）甜点给我幸福感——奶油蛋糕小甜点

大概没有任何一个女孩子会不爱吃奶油蛋糕小甜点的了。少女心的草莓蛋糕，充满童年回忆的棉花糖蛋糕，或者充满爱情滋味的巧克力小西点，格调十足的马卡龙等，都会让人欲罢不能。然而"甜蜜"背后的热量却着实让人一边享受了甜蜜，一边放弃了体重。

奶油、糖、"伪无糖"这是小甜点入驻增脂排行榜前三甲的"三宗罪"。

奶油

这是让西点变得特别好吃的功臣。奶油可以给蛋糕提味、增香，对于某些饼干来说，奶油的添加还可以增加饼干酥脆的口感，简直就是各种西点的完美标配。

奶油的"罪过"不单单是因为它会让你在不知不觉中摄入过多的热量，还有一个隐藏陷阱，那就是传说中的反式脂肪酸。

奶油分两种，提炼于牛乳的动物性奶油和由植物油氢化而成的植物性奶油。植物性的奶油就是反式脂肪酸的重灾区。虽然随着食品加工工艺的进步，氢化植物油产生的反式脂肪酸含量已经可以控制得非常好，甚至在某些高档的特殊用途的氢化植物油中可以几乎不含反式脂肪酸，但不可否认的是某些廉价植物黄油仍然含有大量的反式脂肪酸。并且，由于植物性奶油本身并没有乳制品天然自带的奶香风味，所以要靠额外添加香精调味，这也导致了其中添加剂的含量较高。

糖

我们的味觉从来就自带偏向性，而且不公平。对于某些味道，我们感受的阈值很低，哪怕一点点就能查觉出来，比如苦和酸，而对于另外一些味道，我们感受的阈值却明显较高，甜味就是这样一种味道。这意味着，你觉得不太甜的点心也许糖含量已经不少了，而当舌头感受到明显的甜味时，那其中糖的含量已经非常可观了。想想那些你爱吃的点心吧，或微甜或甜腻，其中糖的含量也可想而知。

伪无糖

这里要说的是诸多号称"无糖点心"的陷阱。从无糖月饼到无糖西点，你以为不加糖就能够放开吃了吗？很遗憾，事实并非想象得那么简单，即使不再额外加白砂糖，但绝大部分的点心仍然由精制的面粉制作而成，这意味着它们一样对血糖有着巨大的压力，一样提供着可观的热量。更不用说"无糖点心"并不会因为少加了糖就减少了油脂的用量，而且，更可怕的还在后面，很多人往往误认为"无糖点心"很健康，而吃得更多，这也就给身体带来了更多的脂肪。

（4）主食的秘密——油酥点心

我们常把米面类的食物称为主食，名字叫"主"食，自然就是餐桌

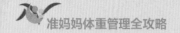
上的主要食物啦。除了常规的米饭面条,还有各种各样的糕饼。可饭可菜,可正餐可点心,各种各样的烙饼、烧饼、酥饼正是中华美食博大精深的重要佐证。从蟹壳黄到千层油糕再到西式的小羊角酥皮包,层层酥皮层层油,这种独特的口感背后一定是添加油脂来完成的,也许你觉得只是吃了点主食而已,但100 g酥饼和100 g普通米饭相比,酥饼的脂肪要多得多,自然也就更容易长肉了,所以记住油酥或者酥皮口味的点心,慎选!

（5）猫咪饭最贴膘——碗底汤拌饭

或许是因为带饭的便当盒没办法把各种菜肴和米饭分隔开装好,或许就是喜欢吃盖浇饭的特别滋味,或许是节约已成习惯而不舍得倒掉最后的菜汤,又或许有些菜肴的酱汁才是美味的精髓,我们对这种炒菜或是炖肉吃完后剩下的菜汤或是肉汤总是情有独钟。这种汤又被称作"碗底汤",而碗底汤拌饭又被称为"猫咪饭",这种看似独特的吃食,却是实实在在的"增脂"食物。

看似小小一碗"碗底汤",但其实里面含有大量烹调时使用的脂肪,除了脂肪,钠含量也很高,而其他的营养成分却少得可怜,这样的"碗底汤"自然是要被舍弃的。所以,只要条件允许,尽量避免饭菜一碗装,尽量少吃盖浇饭和卤肉饭,更不要为了省钱,而每餐结束都要去"扫光"桌子上的碗底汤。

（6）补一补的秘密——老火靓汤

煲点汤,补一补。在很多家庭的备孕食谱以及孕妈菜单中,各色煲汤常常是压轴美食,或是为了调理身体,或是为了补充营养,抑或是为了享受美味。而煲汤的技艺最讲究的就是火候,最检验成果的就是香浓与否。然而事与愿违,从营养的角度,老火不见得好,浓白的汤汁也不见得就很营养。

浓白的骨头汤

在物资匮乏的年代,骨头曾经是金贵的食材,只有骨折的患者才可以凭医生的证明买到骨头回来煲汤。也因为这个原因，在很多老一辈人的眼里，骨头汤一直都是美味又补钙的好东西。

不过，骨头熬的浓汤却是实实在在的"增脂"汤。大骨，尤其是骨髓内的脂肪含量较高，而在长时间的烹调之后脂肪乳化，溶解到了骨汤里。一碗骨汤下肚，油脂也就跟着进了肚。也许有妈妈会问，那我少喝点儿行不？据说骨头汤特别补钙。虽然骨头中含有大量的钙，但煲汤的方式并没有办法让骨头里的钙溶解到汤里。科学实验告诉我们，1 kg 的猪骨头熬 1 L 的猪骨汤，汤里的钙含量大约只有 60 mg。这意味着喝了 4 大碗骨头汤，补充的钙的量还不如抿几小口牛奶（60 ml 奶大约就有 60 mg 钙）。

所以，结论就是，骨头汤虽然美味，却是营养不多的增脂美食。

香浓的老母鸡汤

老母鸡汤也是妈妈菜的经典靓汤。然而和仔鸡相比，随着饲养时间的延长，鸡肉中的水分逐步下降，而脂肪含量则逐渐上升。那一锅黄黄的母鸡汤如果仔细留意，还能看到上面那厚厚的一层鸡油。鸡油不但赋予鸡汤漂亮的黄色，同时也是鸡汤扑鼻香气的来源，大量的芳香物质和皮下脂肪共存，但这两样却都并非鸡肉中最重要的营养素。鸡肉作为优质蛋白质的来源，鸡汤却并不含有多少蛋白质，普通的烹煮并不能让蛋白质析出，相反，过长时间的烹调反而会导致蛋白质的老化，影响其吸收率和利用率。

所以，浓鸡汤并非滋补上品，一定要煲汤建议去皮或去除皮下脂肪再烹饪，且烹调的时间也不宜过长。

（7）无法代替的健康——鲜榨果汁

你爱吃水果吗？也许有人会回答，我不爱吃水果，可是我爱喝果汁，这不是一样的吗？当然不一样，甚至可以说完全不一样。

营养素损失：从水果变成了果汁，膳食纤维变成了被丢弃的渣滓。

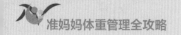

从水果变成了果汁，细胞壁被破坏，于是维生素更多地和空气接触，氧化来得更快更猛烈。

糖摄入增加：中国营养学会发布的膳食指南中，一般推荐每人每日摄入 200 ～ 400 g 新鲜水果，但事实上，一杯 200 ml 的小杯橙汁需要 3 个 250 ～ 300 g 中等大小的橙子，所以，喝一小杯橙汁摄入的水果量其实已经超过了我们的日常所需。

所以，我们一般习惯将水果列为推荐摄入的食物，而果汁则被认为是属于需要控制摄入量的食物。对于绝大部分备孕的女性来说，能吃水果一定不喝果汁，当然果汁也一定不能取代水果了。

把果汁特意列入增脂食物排行榜的原因，也在于我们要提醒大家，切忌把果汁归为健康食品，无节制地大量摄入，这会切切实实增加肥胖的风险哦。

（8）偷偷不健康的美味——全糖酸奶

酸奶是大家眼中顶呱呱的健康食品。减肥的时候很多姑娘不吃饭不吃肉，却喝大量的酸奶。在更多的体重控制者眼中，酸奶也从来不在需要控制摄入的食物类别中。

然而事实真的如此吗？不可否认，酸奶作为乳制品含有丰富的蛋白质，也是非常优质的钙的来源，但有一个常被忽略的事实是，市售的绝大部分酸奶都含有大量的糖。相比无糖酸奶的酸涩寡淡，大家似乎更热爱酸甜的口感。而市售的酸奶中，有一大部分含有大量的蔗糖，某些酸奶的含糖量甚至比肩以"快乐肥宅水"为首的各类甜饮料。调查发现，大部分正常甜度的酸奶，其总糖含量均达到了 10g/100ml 以上，即使其中包含了一部分牛奶本身就有的乳糖，但不可否认酸奶的含糖量绝对不会少。

至于各种各样的果味酸奶，千万别觉得它们就会健康一点。酸奶中添加的不论是果肉果酱还是水果糖水，加工以后，水果本身营养的保留非常有限，剩下的也只是"水果的空壳"和"来源于糖的甜蜜滋味"了。

所以，从这个角度，在"增脂食物排行榜"中，全糖酸奶的排名当仁不让。不过不能否认乳制品的营养价值，所以酸奶还是值得大力推荐的，尤其是各类无蔗糖的酸奶。

（9）"健康""增脂"的双面人——蔬菜沙拉

在朋友圈"摆拍界"，蔬菜沙拉是当仁不让的 C 位小仙女，漂亮的颜色，不用修片都能 360°完全无死角。健康食品的属性，是主人阳光性格的完美衬托，如果还加了牛油果、三文鱼，那格调简直能满到爆表！爱上蔬菜沙拉的理由简直数不胜数，甚至超过了食物的本身，营养和口味似乎也已经不再是最重要的两个因素了。

可是在专业人士眼中，或许真的是时候让蔬菜沙拉走下神坛了。不可否认蔬菜沙拉有无比健康的一面，但与此同时，蔬菜沙拉也有可能带来各种各样的问题，甚至成为"增脂食物"，变为体重控制路上的拦路虎哟。

蔬菜摄入量真的多了吗？

我们都知道蔬菜营养好，同时也是我们控制体重的得力助手，不管是丰富的维生素还是膳食纤维，都在日常营养中拥有举足轻重的作用。中国营养学会建议大家每日摄入 300 ~ 500 g 的蔬菜，其中叶菜要占 50% 以上。

然而和传统的中式烹调方法相比，未经烹调的蔬菜体积会明显更大。以一颗中等大小的球生菜为例，如果炒着吃，只能盛满一盘，但如果像西餐店里切丝做成沙拉，则可以盛满 6 ~ 8 盘。或许很少有人可以一次性吃那么多份蔬菜沙拉吧，所以，我们常常会看到外国人吃蔬菜沙拉，碗大得像脸盆，但其实他们的摄入并不一定有我们多。

所以，我们的建议是，如果你爱吃蔬菜沙拉，当然这是摄入蔬菜的

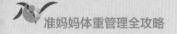
一种方式，如果你不爱吃，传统的烹调方式也并不差哦。

脂肪摄入量真的少了么？

蔬菜沙拉的支持者还有一个观点就是凉拌的，油少，所以健康。然而他们忽视了一个问题，沙拉酱的脂肪含量可不低（表1-2）。

表1-2　常见沙拉酱热量及脂肪含量

沙拉酱品种	每100 g的热量	每30 g所含脂肪量
香甜味沙拉酱	2 581.53 kJ（617 kcal）	19.92 g
煎焙芝麻沙拉酱	1 702.89 kJ（407 kcal）	11.55 g
千岛酱	2 020.87 kJ（483 kcal）	13.17 g
蛋黄酱	2 920.43 kJ（698 kcal）	22.95 g
日式和风酱	769.86 kJ（184 kcal）	3.6 g

按照每日烹调用油25 g的推荐量，我们发现，一份沙拉酱中的脂肪含量并不低，而蛋黄酱、沙拉酱、千岛酱中的脂肪含量甚至可以说非常之高。相反，中式白灼蔬菜的脂肪含量却并不高。如果一定要吃蔬菜沙拉的话我们也建议大家，尽量选择健康的油醋汁或是和风酱汁来替代各种各样的沙拉酱，尽管它们真的非常可口。

（10）一把健康两把肥——坚果

每个营养师都爱坚果，因为坚果中大都含有非常丰富的不饱和脂肪酸，其中花生四烯酸、α-亚麻酸都是人体必需的营养素，不论是对于神经系统还是对于脂肪代谢都是不可多得的营养物质。然而坚果虽好，却绝非多多益善，需要注意的是坚果的热量，所以再健康的坚果，如果吃多了，一样会成为"增脂排行榜"中的前十位（表1-3）。

表 1-3　常见坚果脂肪含量

坚果名	100 g 所含的热量	100 g 所含的脂肪量
松仁	2 920.43 kJ（698 kcal）	70.6 g
杏仁	2 510.40 kJ（600 kcal）	51 g
香瓜子	2 577.34 kJ（616 kcal）	52.8 g
花生	2 430.90 kJ（581 kcal）	44.4 g
黑芝麻	2 163.13 kJ（517 kcal）	39.6 g

坚果中的热量有多高，我们可以试试再用大米来做比较，100 g 大米（满满一碗饭）的热量只有 1 447.66 kJ（346 kcal），只有松仁的一半。

食用坚果的最佳时间

吃了坚果之后是否容易发胖，什么时候吃是关键。如果当成零食，一边看电视一边吃坚果，很容易过量。如果一定要作为零食，尽量记得定量供应，先把一顿的量拿出来，然后吃完就收摊，或许可以帮我们更好地控制摄入量。

还有一个建议，可以把坚果放在正餐时摄入。这是因为坚果中除了含有丰富的油脂外，膳食纤维的含量也不低，所以可以带给我们更多的饱腹感，在用餐的时候吃这些坚果，并不会额外增加一餐之中的总能量。相反，有研究证明，如果把大杏仁纳入到一餐当中，配合淀粉类食物一起食用，可以让餐后的饱腹感持续更长时间，甚至到了下一餐仍然会发挥作用，让饱腹效果持续一整天。

吃多少会胖

坚果每日的适宜食用量是一汤匙（去壳后），或者一小把。细水长流地吃才能发挥健康效果，一次吃个半斤八两的，就是妥妥的增脂食物啦。

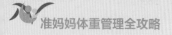
3 这些饮食习惯会引起肥胖

除了选择吃什么外，怎么吃也是很重要的一件事，而这件"小事"却常常被忽略，避免这些雷区，或许就是事半功倍和事倍功半的差别啦。

（1）一边吃饭一边看"屏幕"

以前，我们习惯一边吃饭，一边看电视新闻或者连续剧，现在我们习惯一边吃饭，一边拿出手机或是平板电脑，刷刷"票圈""抖音"，或是看看最新的综艺、美剧。不论是以前的电视还是如今的手机、平板电脑，这些电子类的产品都不适合在吃饭时出现。不单单是因为爸妈会骂哦，科学研究告诉我们，一边吃饭一边看屏幕，不仅不利于消化和形成良好的就餐氛围，更重要的是可能会让我们把注意力从吃饭转移到屏幕，而不记得自己吃了多少，也不注意吃饱的感受，进而导致吃得更多，更容易长胖，所以拒做低头族这句话在吃饭时也很适用哦。

（2）不吃早餐

虽然好好吃早餐有利于健康的道理人人都懂，但我们总会有无数个理由来忽视我们的早餐。也许是因为上班要迟到了，也许是因为早上的时间用来梳妆打扮都不够，也许只是因为早上没时间做饭也没地方买早餐，也或许是为了少吃一点控制体重，等等。于是，早餐，一天当中最重要的一餐就这么被忽视了。

科学研究显示，不吃早餐或者不好好吃早餐，在体重控制方面是个不折不扣的"拖油瓶"。

科学研究告诉我们，好好吃早餐的人的 BMI 值比不吃早餐者要低，早餐吃得更均衡的人（谷类＋肉类＋蔬菜＋乳制品）比早餐只吃面包和早餐只吃面包＋鸡蛋的人也更瘦。不单单如此，规律吃早餐的人相比较于不吃早餐者，老年以后超重的风险可以降低一半。这主要是因为，不好好吃早餐可能反而会增加零食的摄入，降低蔬菜和膳食纤维的摄入。

所以，好好吃早餐，不仅可以给新的一天一个美好的开端，而且也

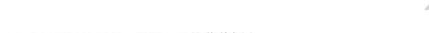

可以降低肥胖的概率，保证一天的营养摄入。

（3）非饥饿时进食（情绪性进食）

常常有人说，我无聊的时候就特别想吃东西，我焦虑的时候特别喜欢吃东西，或者我紧张的时候特别想吃东西。这种饥饿以外的原因所产生的食欲，这种在某种特殊情绪刺激下产生的难以抑制的想吃东西的冲动，我们称之为情绪性进食。而情绪性进食也被认为是导致肥胖的重要因素之一。

究竟是真的饿了还是情绪饿了？我们可以对照以下几点：

- 饥饿来得很突然，而非慢慢变饿。
- 想吃特定食物，如甜食，而不是吃饱就好。
- 经常意识不到自己原来吃得很多了。
- 肚子觉得饱了，可是总是还想再吃，觉得并不满足。
- 吃完常常后悔。

情绪性进食的对策：

- 用其他的方式来安抚情绪。

  做运动，找朋友聊聊天，听听音乐，看看书，任何方式都可以，关键是关注自己的情绪需求，并通过其他方式来满足需求。

- 不囤积食物，尤其是不健康的食物。

  如果你怕自己一冲动就多吃，那记得不要在家里和办公室囤吃的，触手可及可能就会吃得更多，而一时半会儿拿不到吃的，会给你一点冷静下来的时间。

- 保证一日三餐，不要让自己过饥和过饱。

  饥饿会让情绪更糟糕，也更容易报复性进食，吃得更多。而经常吃太多则会让我们的身体对于"饱腹感"变得麻木，进而导致吃得更多。所以，尽量三餐定时，不太撑也不太饿最好。

- 保证睡眠。

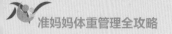

良好的睡眠可以避免过度疲劳和困倦状态下情绪不佳的问题，也会更容易控制你胡吃海塞的欲望。

（5）爱吃烫食

中国人对热食的热爱绝对超过这个世界上绝大部分国家和地区，尤其是秋冬季节，热乎乎的食物真是暖胃又暖心，但有时候烫的食物也会不知不觉让人吃得更多了。因为加热不仅能赋予食物良好的感官性状，使食物发出诱人的香气，还能使人的肠壁血管扩张，消化腺分泌活动加强，从而刺激人的食欲，增加食量。所以，从养生的角度来看，食物以温热为宜，避免过烫，一来可以防止吃多了，二来也可以避免过烫食物对食管的伤害。

四、与体重管理有关的因素——运动

1 有效运动

运动有益于健康，能增进心肺功能，改善耐力和体能，提高代谢率，增加胰岛素的敏感性，调节内分泌系统；减少体内脂肪蓄积，控制体重，降低血脂血压和血糖水平；调节心理平衡，减轻压力，缓解焦虑改善睡眠；降低肥胖、心血管疾病、2型糖尿病等慢性疾病。

锻炼时只有运动量保持适宜，才能起到较好的效果，运动量过小过大都不行。运动量过小，不动用器官的潜力就可以轻而易举地完成，这样就达不到提高器官功能的目的，因而锻炼的效果甚微。如果运动量过大，运动时又缺乏必要的节奏，超出了人体所能承受的限度，长此下去就会超过人体生理负荷的极限，不仅达不到增强体质的锻炼目的，而且还会对锻炼者的健康有不利的影响。有效运动强调的是大肌群参与、能量消耗明显增加的活动。

每个人适合的运动量是不同的，要判断怎样强度的运动量最适宜自己，可以做一个测试。在功率自行车或活动跑台进行，试验中达到的最大心率数乘以 60% ~ 85%，则是平时锻炼中最适宜的心率范围。如果没有做运动机能测试，也可用 170 减去自己的年龄，其差值就是锻炼中你所允许的安全心率。

（1）最常见的有有氧运动、力量训练和柔韧性运动

有氧运动主要是改善和提高人体的有氧工作能力，这类运动有步行（散步、快走、定量步行）、慢跑或健身跑、走跑交替、自行车、有氧舞蹈、健美操和不剧烈的球类运动等。

力量训练是以增强力量、健美形体为主的运动，如利用哑铃、杠铃、弹簧和橡皮筋等负重法或阻抗法进行的力量练习，有助于防治骨质疏松。

柔韧性运动是指拉长肌肉和韧带，并且伴有调整呼吸节律的运动，如瑜伽、医疗体操和各种养生气功等。无论是进行有氧运动或力量运动之前的准备活动，还是结束后的整理活动，都不能缺少伸展柔韧性运动。

（2）不同类型运动建议

● 有氧运动天天有。可有效地增强心肺耐力，控制体重，防治高血压、高血糖和高血脂。

● 抗阻练习每周 2 ~ 3 次。增大肌肉，增加或维持肌肉力量；预防和控制心脏病和 2 型糖尿病；改善姿势、移动能力和平衡能力。

● 柔韧性练习随时做。可增加关节活动度，放松肌肉，防止肌肉劳损，消除肌肉疲劳，预防肌肉损伤，提高运动的效率。

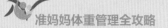
2 你的运动量达标了吗

运动量是指运动时身体所能承受的生理负荷，它由运动强度和运动时间两个因素构成，年龄和身体状况、运动项目等都是影响运动量大小的因素。所以，根据自身情况调节运动时间和强度才是决定合理运动量的主要方式。一般可以用客观生理指标的测定和锻炼者的主观感觉来分析（表1-5）。

（1）客观生理指标的测定

可以使用心率来判断，人在安静时，心率一般是 60 ~ 100 次/min；中等强度有氧运动的心率 = 最大心率 ×（60% ~ 70%）；而每个人的最大心率一般用"220 - 年龄"这一公式来推算。所以，在运动时，我们就可以通过心率来自我监测运动强度。

例如，一名 35 岁的男性，用 220 减去他的实际年龄 35 岁，得到数字 185，再乘以（60% ~ 70%）就能得到一个范围值：下限为 111 次，上限为 129 次。如果这名男子在锻炼过程中，心率保持在 111 ~ 129 次/min 的话，那么他所进行的就属于中等强度的运动。

（2）锻炼者的主观感觉

主观感觉也是运动量和运动强度的重要指标，运动量适宜时人的状态如下：

- 运动时呼吸逐渐深长，呼吸次数增加但呼吸的节律不乱，说话时没有明显的气喘现象。
- 运动后疲劳消失较快，精神饱满，没有全身不适感。
- 运动后有渴望或愿意再次运动的心情。
- 运动后睡眠良好，醒后精力充沛。
- 运动后食欲好，想进食，食量大。
- 运动时出汗量合适。运动时出汗量多少与运动量大小、空气温度、湿度、衣服厚薄等多种因素有关，但相同条件下出汗多说明前期运动量偏大。

后发症状即运动过后的不适感觉,也是衡量运动量是否适宜的尺度。一般人在运动之后,可有周身轻度不适、疲倦、肌肉酸痛等感觉,休息后很快会消失,这是正常现象。如果症状明显,感觉疲惫不堪、肌肉疼痛,而且 1 ～ 2 日不能消失,这说明中间代谢产物在细胞和血循环中堆积过多。这是无氧运动的后果,下次运动就要减量了。

表 1-5　运动强度判断

运动强度	相当于最大心率百分数（%）	自觉疲劳程度
低强度	40 ～ 60	较轻
中强度	60 ～ 70	稍累
高强度	71 ～ 85	累
极高强度	> 85	很累

引自《运动营养学》

中等强度身体活动指需要一些用力但是仍可以在活动时轻松地讲话的活动,如快速步行、跳舞、休闲游泳、打网球、打高尔夫球、做家务,像擦窗子、拖地板、手洗大件衣服等。中等运动强度,常用快走作为代表。中等强度的下限为中速（4 km/h）步行。

高强度身体活动指需要更多的力量的活动,心跳更快、呼吸急促,比如慢跑、健身操、快速蹬车、比赛训练,重体力活动,像举重、搬重物或挖掘等。高强度运动适合健康的成年人、有运动习惯的青少年。

3 **如何把运动作为休闲活动**

有时工作比较繁忙,没有大块的时间运动,其实很多日常活动也是能达到中等强度的运动量,我们利用这样的碎片时间,利用不同的活动方式使身体动起来,动总比不动要好。

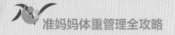

（1）不放过上下班时间

上下班或者外出办事尽可能减少开车、坐车、久坐等。利用上下班时间，增加走路、骑自行车、登楼梯的机会。如坐公交车，提前一站下车；如每周主动少驾车，骑车上班或走路上班。

（2）控制久坐时间

现代人大多数的时间都是在办公室度过的，每半小时起来活动一下，做做伸展运动或健身操。增加站着工作时间，如站着打电话、能走过去办事不打电话、少乘电梯多爬楼梯等。休息在家尽量减少看电视、手机和其他屏幕的时间。多进行散步、逛街、运动等活动。

- 方案 1：周一至周五，每日快走 40 min（可利用每天上下班时间往返各走 20 min；也可以利用早上或傍晚或晚上一次持续快走 40 min），周六打羽毛球 40 min。

- 方案 2：隔天慢跑 30 min，周末游泳 50 min。可分多次进行，每次不少于 10 min。

- 方案 3：快走 30 min 和慢跑 15 min，隔天交替进行，周末骑自行车 40 min。

五、与体重管理有关的因素——生活方式

1 减少久坐、久站的时间

久坐对人体的危害很大，每日久坐造成的慢性影响，不仅危害脊椎、脾胃、结肠和肩颈部，而且久坐、缺少运动，不利于热量的消耗，

久而久之还增加了肥胖症、2 型糖尿病、心血管疾病的风险。对女性来说，由于久坐使得骨盆和下肢的血液不能很好地循环，将会伴随出现痛经、炎症、臀部松弛等症状，甚至下肢血栓和水肿。

很多人久坐还喜欢跷二郎腿，这也有很大危害，跷二郎腿会使身体的骨盆一侧高一侧低，首先会影响骨盆的功能，走路时身体可能会歪歪扭扭，甚至不由自主地向一侧偏移，还有可能会出现腰椎的侧弯等。平时我们只要减少久坐、静坐的时间，就能明显改善身体的诸多健康参数，因此我们建议：每隔 0.5 h，站起来走动 5 ~ 10 min，每日坚持运动 30 min。

大多数人都知道久坐不好，那换成"站着办公"呢？现在售卖的站立式电脑办公支架很风靡，是不是久站要比久坐的危害性小了呢？其实不然。长时间的站立同样也会有损健康，尤其是柜台营业员、超市收银员，她们不得不长时间站着不动，血液会大量积聚在腿上，这时心脏要非常吃力才能把血液泵回到头部，因此心脏的负担变大了，从而增加了心脏病的风险。所以，无论站着、坐着还是卧着，最重要的一点是不能"久"，关键是要减少静态行为。

备孕期间，准妈妈和准爸爸都要注意进行适当的锻炼。孕前锻炼不但可以消耗多余的脂肪，恢复适当的体重，防止孕期并发症的发生，对增强准妈妈的体质也有重要影响。如果能一直坚持下去，准妈妈的全身肌肉更加有力，特别是骨盆肌，对减轻日后分娩时的难度和痛苦非常有效。怀孕前运动要以舒缓的运动为主，慢跑、散步、游泳、健身操都是不错的选择。准爸爸可以每日陪着准妈妈中速步行 30 min，每周游泳 1 ~ 2 次，或每周做 2 ~ 3 次健身操等，在保持身体健康的同时，还可以使心情愉悦，提高受孕的概率。

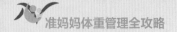

2 合理调整饮食

过胖或过瘦都是体内营养不均衡或缺乏锻炼造成的，一定要把控制体重作为备孕计划中不可或缺的一项，无论过胖、过瘦都应积极进行调整，力争达到正常状态。

体重超标的准妈妈也许会采取节食的方式减肥，其实这是不可取的。节食对身体危害大，因为如果你不能摄入维持身体正常运行的各种营养物质，如蛋白质、碳水化合物等，会影响身体的免疫，而且节食过度，会引起内分泌功能失调，导致生殖功能紊乱，严重的还会影响排卵，致使不孕的发生。最好采用少食多餐的方法，细嚼慢咽，加上合理的锻炼，在适当调整体重的同时为宝宝储备充足的营养。

3 养成良好的睡眠习惯，提高睡眠质量

（1）优质睡眠

随着对睡眠问题越来越关注，我们判断睡眠是否是优质的，可以参考以下标准：容易入睡，在 10 ~ 20 min 能很快入睡；睡眠较深，呼吸深长不易惊醒；无起夜或很少起夜，无惊梦现象，醒后很快忘记梦境；起床快，早晨起床后精神好；白天头脑清醒，工作效率高，不困倦。

如何拥有优质的睡眠，首先需建立良好的睡眠习惯，改变"夜猫子"的生活习惯。现在的年轻人普遍睡太晚，不管是加班晚睡，狂欢晚睡，还是看手机上网迟迟不肯入睡，长期下来，对身体的伤害都非常大。如果备孕期间，男女双方还长时间熬夜，会使生物钟紊乱，整天处于昏沉疲劳状态，四肢乏力，甚至机体免疫力下降等，在这种状态下受孕会影响胎儿的健康发育。此外，不规律睡眠还会引起体内调节食欲的激素发生变化，会打乱饮食节奏，出现饥不择食或暴饮暴食，不利于备孕期体重控制。

（2）规律作息

按时就寝和规律作息是我们的第一个建议：早睡早起，每日夜晚11：00左右是肝脏养息的时间，建议在11：00前就上床睡觉，保证每日有8小时的睡眠。想怀孕的女性更需做到按时作息。如果在备孕阶段就调整好作息，将来宝宝出生后，作息也会比较正常，也能降低半夜啼哭的可能性。

其次，在条件允许的情况下，中午可以打个小盹，但时间不宜过长，20 ～ 30 min较为合适，长时间的午睡会影响夜晚的睡眠质量。

再次，晚上睡觉前可以喝杯牛奶，减少一点在网上闲逛或追电视剧的时间，放松精神，都有助于入眠。对于想要怀孕的女性来说，放松和睡眠是相辅相成的。放松有助于女性减轻压力，缓解紧张情绪。

另外，不妨尝试一些让身体变温暖的方法，如每日10 min左右的泡脚，水深到膝盖以下，让身体保持微汗，但注意有高血压、糖尿病和心血管疾病的患者不宜长时间泡脚。

（3）营造良好的睡眠环境

睡眠的好坏与睡眠环境关系密切。幽静、清洁舒适的环境，将使你心情愉快，有助于睡眠；而噪声、强光、振动等各种刺激，则是干扰睡眠的因素。此外，室温过高或过低，室内通风不良，都会影响睡眠和健康。在15 ～ 25 ℃的温度中，可以安睡，而过冷或过热均会使人辗转反侧。在隆隆机器声、家电音响声和吵闹的人语声中无法深睡，则应设法消除噪声。灯光太强所致的睡眠不稳，除消除光源外，也可避光而卧。通过养成良好的睡眠习惯、营造良好的睡眠环境，提高睡眠的质量，才能使自己摆脱亚健康状态，为科学备孕做好充分的准备。

4 减轻工作强度和压力

备孕期，职场女性需要关注自己的工作强度和工作压力，及时调

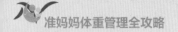

整好心态，使自己拥有一个良好的身心，同时，对于饮食控制、体重管理也能有很好的帮助。

很多人用了错误的方法来宣泄不满和压力，以为夜夜笙歌和把酒言欢就能放松自己，其实这些无助于释放情绪，只是暂时转移了注意力，反而让负面情绪和压力持续不断地积累在身体内。加上晚睡往往会伴随着暴饮暴食，那体重往往也无法控制。如果身体出现了这种反应，应正视自己的内心，找出焦虑和压力的根源，才能获得健康的身心。

现在很多职场女性在准备怀孕时可能仍要担当重任，但无论怎样，要学会有意识地为自己减压。如果长期心理压力过大、情绪紧张，很容易引起内分泌失调，而这对于怀孕显然是非常不利的。所以，如果准备怀孕，就要懂得适当地放手，你可以告诉上司你准备怀孕的打算，一些比较重要、紧张的工作可以先请上司安排其他同事去做，而一些长时间的、行程紧张的出差最好也要避免，此阶段最重要的任务就是孕育一个健康的宝宝。

有时候工作的压力过大，或者长期处于压抑的环境下，很容易会造成备孕难。所以，处于这个阶段首先需要夫妻两人调整好心态，最好避免在此期间吵架，保持好的心情非常重要。怀孕前开始锻炼比怀孕后开始锻炼要容易得多，平时可以尝试练习瑜伽或伸展运动，改善情绪和缓解压力。

5 减少外出吃饭的次数

餐馆的食物虽然美味可口，但大部分脂肪和糖含量过高，烹制时盐分、食用油、味精及一些辛香调料也常常过量使用。如果经常在外就餐，人体所需的各种营养比例容易失衡，热量摄入过量，会影响体重控制，对怀孕也会带来不利的影响。所以，从备孕开始，夫妇就应尽量减少外出就餐的次数，多吃家里烹制的营养丰富的饭菜吧。

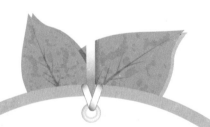

第二章

体重不增反降
的孕早期（0 ~ 3 个月）

孕期体重增长的量与孕前BMI有关。孕早期可能因为孕吐等反应体重不增反降，知道了自身和宝宝的变化便大可不必焦虑。从现在开始养成在体重管理记录单上记录下体重变化的习惯，也从此时开始预防妊娠期糖尿病吧！

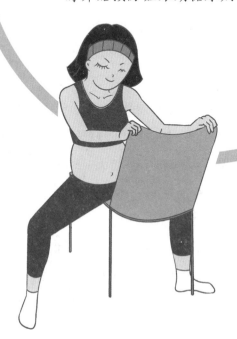

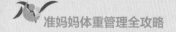

一、与体重管理有关的数值

1 孕期体重增长多少才合适

怀孕后，为适应妊娠期增大的子宫、乳房、胎盘及胎儿生长发育的需要，准妈妈们一般会吃得比孕前多一些。随着孕周的增加，胎儿的长大，准妈妈的体重也会逐渐增长。那是不是体重增长得越快，就说明宝宝越健康呢？其实并不是。孕妇体重增长是衡量孕期胎儿发育及孕妇健康状况的一个重要指标，通过体重的增长幅度及速度，可以让医生初步了解孕妇及胎儿的情况，对母婴的健康指数进行评估。孕期体重过轻和体重超标都可能会影响胎儿的正常发育。如果孕妇体重增长超标还可能增加妊娠期糖尿病、妊娠期高血压疾病、巨大儿（出生体重大于 4 kg）等风险，巨大儿分娩时不容易通过产道，剖宫产的概率明显增大，或分娩过程中容易出现难产、产伤，产后也容易出现新生儿低血糖。

孕期体重到底增加多少才比较合适呢？孕期体重增加并不是匀速的，对于孕前正常体重的孕妇，在妊娠的前 3 个月中，体重增加 1 ~ 2 kg 较为适宜。孕早期由于妊娠反应的关系，食欲可能受到影响，但是此期保证营养供给对于胎儿的发育非常重要。丹麦的研究发现，孕早期营养不良，新生儿成年后发生糖尿病、高血压等疾病的概率增大。

不少孕妇过了早孕阶段后，早孕反应缓解，食欲好转后开始大量进食，以弥补前期的不足，这也是错误的。胎儿的生长发育有自己的规律，过剩的营养会增加母体的负担，造成肥胖。最佳的体重增加方式是缓慢而又稳定地增加。一般整个孕期胖 8 ~ 12 kg，每个月以 0.5 kg 左右的速度增长。体重增长过快会影响母婴的健康，但如果体重增加过于缓慢或停滞不生长，则需要关注胎儿的发育情况。若胎儿生长落后的风险增加，分娩低体重儿的风险也随之增高。而低体重儿的后期生长发育会遇到各种各样的问题。

因此，在孕期并非吃得越多越好，也不是越苗条越好，孕期的体重增长需要引起准妈妈的关注，必要时可以咨询产科营养师来计算每日的热卡，指导调整孕期的饮食结构。

2 BMI与孕期体重增长的关系

利用 BMI 指数，可以综合孕妇的体重、身高来对孕期体重增加的范围进行合理的预估及判断。

BMI（体重指数）= 体重 ÷ 身高^2（身高、体重分别以 kg、m 为单位）。

对于孕前不同体形，不同 BMI 指标的孕妇，孕期建议的增长速度是有所不同的。总体来说，瘦一些的准妈妈，体重增加可以更多些，而孕前肥胖的准妈妈体重增加要控制得更严格些。一般我们以孕前的 BMI 指数来判断孕妇的胖瘦情况。中国人群的 BMI 正常范围为 18.5 ～ 24.9（kg/m^2）。因此如果要先了解孕期你可以增长多少体重，首先是要根据自己孕前的体重，计算出自己孕前的 BMI 指数。

正常体重妈妈增重多少比较合适呢？

对于大多数 BMI 处于正常范围，即 BMI 在 18.5 ～ 24.9 的妈妈们来说，美国医学研究所（IOM）建议，整个孕期的增重总量应在 11.5 ～ 16 kg。对于消瘦型的准妈妈们，即 BMI 指数在 18.5 以下的准妈妈而言，其妊娠期间体重的增加的总量应在 12.5 ～ 18 kg。如果孕前就有超重或肥胖的准妈妈们（BMI 在 25 以上者），孕期的体重增加应控制在 11.5 kg 以内。而双胎妈妈的体重管理和单胎妊娠者有所不同。一般来说，孕期体重增加应遵循这样的原则：孕前体型瘦的要多增重，孕前体型胖的应少增重。具体指标可参考下表（表 2-1）。

表 2–1   单胎及双胎孕妇 BMI 指数与孕期体重增长的关系

类别	体重指数（kg/m²）	单胎孕妇体重增长（kg）	双胎孕妇体重增长（kg）
过轻	<18.5	12.5 ~ 18	暂无推荐范围
正常	18.5 ~ 24.9	11.5 ~ 16	17 ~ 25
超重	25 ~ 29.9	7 ~ 11.5	14 ~ 23
肥胖	>30	5 ~ 9	11 ~ 19

3 孕早期准妈妈、宝宝的变化

妊娠前 3 个月是胎儿各脏器发育最快、变化最大的时期，妈妈也最容易受各种不良因素的影响。此时，准妈妈的身体悄悄发生着变化。

（1）恶心呕吐

从受孕成功起血绒毛膜促性腺激素（hCG）就开始上升了，至怀孕 6 ~ 8 周，血 hCG 已明显升高，怀孕 8 ~ 10 周血 hCG 达到高峰。准妈妈们一般从孕 6 周起出现食欲缺乏、厌食油腻、恶心呕吐等早孕反应症状。尽管早孕反应的确切机制不明，但大部分研究认为与身体内 hCG 水平有关。有些孕妇也可能没有明显的早孕反应。恶心呕吐症状，一般出现在早晨起床后的数小时内。大多数孕妇表现为食欲下降，偶有恶心、呕吐；部分症状严重的孕妇吃什么吐什么，会出现代谢紊乱，这种情况需要去医院补液支持治疗。多数孕妇到怀孕 12 周以后，这些症状会慢慢自行消失。

（2）乳房变化

在孕早期妈妈们会出现乳房的变化，表现为乳房增大，变得坚实和沉重，有明显的"青筋"——静脉显露，乳晕变大变黑，乳房上的小颗粒则显得突出，乳房会有一种饱满的刺痛感。

（3）阴道分泌物增多

有些准妈妈会出现阴道分泌物增多。如果没有外阴瘙痒，白带也无异味，就不用担心，但如果出现外阴瘙痒、疼痛，白带有臭味等症状时，就需要去医院就诊，这可能是因为外阴或阴道炎症等疾病所致。

（4）体重变化

大部分的准妈妈在孕早期的体重增长可能仅为 1～1.5 kg，有的因为孕吐或口味改变等原因体重不增反降 1～3 kg，这些都是正常现象，不必过于担心。早孕期胎儿不需要过多的能量供给，而孕妇本身有一定的能量储备，待孕 12 周以后，早孕反应逐渐缓解，进食增多，准妈妈的体重也会逐步回升。

孕早期宝宝的变化：孕早期是指怀孕 3 个月，即妊娠满 12 周以前。第 5 周起宝宝的大脑开始飞速地发育，每分钟会有 100 万个神经元细胞形成；第 8 周时宝宝大约有 2 cm 了，是个大头娃娃；第 9 周起宝宝的肾脏和肺开始工作了；第 10 周宝宝的脸、下颌、眼睑、耳郭都已经发育成形了，已经有点小宝宝的样子了。

4 做一张体重管理记录单

见表 2-2。

表 2-2　早孕期体重管理记录单

孕　周	第五周	第六周	第七周	第八周	第九周	第十周	第十一周	第十二周
周（　）体重（Kg）								
每周体重增长（Kg）								
1 周饮食评估	可包括营养均衡 - 蛋白质充足 - 糖含量摄入 - 水摄入 - 早餐 - 午餐 - 晚餐评估							
其他备注								

注：建议每周固定 1 天的早上或晚上进行体重测量 / 空格内填周一或周二等

孕期记录体重的增长十分有必要，可根据体重增长的情况，调整饮食结构，必要时可咨询营养师并计算热卡，以保障胎儿的正常发育。

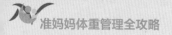
二、与体重管理有关的疾病

1 妊娠糖尿病

妊娠期间的糖尿病包括两种情况，一种是妊娠前已有糖尿病的患者妊娠，称为糖尿病合并妊娠；另一种是怀孕前没有糖尿病，在怀孕后才发生的糖尿病，称为妊娠期糖尿病（GDM）。糖尿病患者中 90% 以上为妊娠期糖尿病（GDM）。

2 超重是患妊娠糖尿病的第一诱因

为什么怀孕后会得糖尿病呢？这是因为怀孕后葡萄糖需求量增加，而胎盘合成的一系列激素以及许多细胞因子均具有拮抗胰岛素的功能，使孕妇体内组织对胰岛素的敏感性下降而胰岛素抵抗作用增强。此外，胎盘还能分泌胰岛素酶，加速胰岛素降解。孕妇为了维持正常糖代谢水平，体内胰岛素需求量就必须相应增加，从而出现代偿性胰腺功能亢进，特别表现为胰腺 β 细胞功能亢进，以增加胰岛素分泌，维持体内糖代谢平衡。当一些孕妇不能代偿性地增加胰岛素分泌时，就会发生妊娠期糖尿病。按照国际糖尿病与妊娠研究组的诊断标准，目前我国 GDM 的发病率高达 17.5%，必须引起重视。妊娠期糖尿病的危险因素有母亲年龄、糖尿病家族史、孕前超重或肥胖、多囊卵巢综合征、孕期饱和脂肪摄入过多、孕期体重增长过多等。因此，准妈妈们从备孕开始就要控制体重，孕期要避免体重增加过多。

3 妊娠期糖尿病隐患多

妊娠期糖尿病对准妈妈和胎宝宝都有不良影响，对准妈妈的不良影响：孕前糖尿病孕妇发生孕早期自然流产的概率增加，孕前及孕早期高血糖，会导致胎儿畸形发生，严重者胎儿发育停止，最终流产。所以孕前就有糖尿病的妇女宜在血糖控制接近或达到正常后再考虑怀孕。糖尿病孕妇易并发妊娠期高血压疾病，为正常妇女的3～5倍，同时羊水过多、感染等并发症增加。血糖控制不佳的糖尿病孕妇还可能发生糖尿病酮症酸中毒，这是可以危及母亲和胎儿生命的一种严重并发症，一旦发生需立即救治。除此以外，"糖妈妈"产后远期发生2型糖尿病的机会也增加。

对胎宝宝和新生儿的影响：胎宝宝发生胎儿畸形、巨大儿、胎儿生长受限的概率均增加，新生儿呼吸窘迫综合征、新生儿低血糖、新生儿红细胞增多症、新生儿高胆红素血症、低钙血症等的发生率，也较正常妊娠的新生儿高。妊娠期糖尿病甚至还会对宝宝产生远期影响，宝宝以后发生超重、肥胖、糖尿病的机会也明显增加。

4　饮食预防妊娠糖尿病

妊娠期糖尿病对准妈妈和胎宝宝有这么多隐患，那么妊娠期糖尿病能够预防吗？许多研究表明，具有GDM高危因素的孕妇，从孕早期开始合理饮食，保持理想体重，可以减少妊娠期糖尿病的发生风险。我国传统观念中，有不少人认为怀孕了就要多吃点，吃好点。其实，在孕早期母体需要的总能量并不会比未怀孕时增加，因此在孕早期不需要过度补充营养，要坚持合理平衡膳食，保持理想体重。推荐准妈妈在孕早期或第一次产检时主动接受产科医生和营养师的饮食指导，根据孕前体重指数，明确自己的孕期增重目标，建立孕期健康的饮食习惯和运动习惯，尤其是孕前超重或肥胖的孕妇，力争通过生活方式的干预减少妊娠期糖尿病的发生。

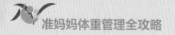
5 治疗预防糖尿病的"五驾马车"

如果被诊断为妊娠期糖尿病,"糖妈妈"也不要惊慌失措,只要按照规范综合治疗,基本可以保证 GDM 的妊娠预后与正常妊娠相近。糖尿病的治疗包括糖尿病教育、饮食治疗、运动治疗、药物治疗和糖尿病监测,这五点要求也被称为"五驾马车"。记住"五驾马车",就能为"好孕"保驾护航!

(1)第一驾马车——糖尿病教育

妊娠期糖尿病的治疗效果很大程度上取决于患者的主动性,各医院均有专业的健康教育人员从事这项工作,"糖妈妈"们要多了解和学习妊娠期糖尿病的相关知识,了解生活方式对血糖的影响,主动配合医生进行饮食治疗和运动干预,需要药物治疗的"糖妈妈"们还需要掌握胰岛素注射、血糖自我监测、根据血糖和运动量调整胰岛素量的方法以及低血糖的自救等技能,调整情绪,摆脱紧张焦虑,保持轻松、愉快的心情,家庭合力,通过科学的孕期保健,远离"甜蜜的烦恼"。

(2)第二驾马车——饮食治疗

饮食治疗是糖尿病治疗的基础,要严格和长期执行。孕期饮食治疗指通过摄入适宜的能量及营养素,满足妈妈和宝宝营养需要的同时,保证血糖平稳。孕期的饮食既要保证妈妈在足够营养的同时有适当的体重增加,血糖控制在目标范围内,又要不导致餐后高血糖,不出现酮症,这样才能避免或减少各类并发症,保证母子平安。饮食治疗不是饥饿治疗,而是均衡膳食,各种营养素之间需保持一定的比例,尽量吃得合理,既要保证妈妈本身的能量代谢需要,又要保证宝宝的生长发育需求,当然还要根据孕妇的口味调整。

(3)第三驾马车——运动治疗

运动可以提高胰岛素敏感性,减轻体重,改善血糖和血脂,"糖妈妈"开展适量的运动,可以帮助自身的胰岛素更好的工作,从而控制血糖。另外，适宜、安全的运动能增加妈妈的新陈代谢，适应孕期身体的变化，增加心肺功能，促进睡眠，调节情绪，既有助于妈妈的体重管理，也能刺激到胎儿发育，还能为分娩做好准备，利于产后恢复，所以说运动疗法一举多得。运动可以选择准妈妈易坚持的方式，比如变速走、孕妇体操、游泳、固定单车、上肢阻力运动等。

（4）第四驾马车——药物治疗

妊娠期糖尿病血糖控制目标：空腹血糖 5.3 mmol/L 以内，餐后 2h 血糖 6.7 mmol/L 以内，且不出现酮症。大多数"糖妈妈"通过饮食、运动等生活方式的干预即可使血糖达标，不能达标的"糖妈妈"则需要及时应用胰岛素控制血糖。胰岛素是大分子蛋白，不经过胎盘，妊娠期应用不会对胎儿造成不良影响，而且妊娠期应用胰岛素也不会对孕妇内源性胰岛素分泌造成远期影响，所以饮食控制后血糖不理想者，可以放心并及时地加用胰岛素控制血糖。血糖达标是糖尿病治疗的关键，控制好血糖，就能显著降低各种母婴并发症的发生。

（5）第五驾马车——自我监测

自我监测血糖很重要，"糖妈妈"在治疗期间，要定期监测血糖，血糖监测能了解治疗的效果，预防和发现低血糖，防止急慢性并发症的发生。除血糖外，还要监测体重、血压、胎动、宫高、腹围等的变化。如果体重增加过多、过少或过慢，都可能预示着妈妈的能量摄入不合理，需要及时调整。饮食运动日记可以帮助医生为"糖妈妈"制定出适合自己血糖控制的个性化方案。

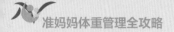
三、与体重管理有关的因素——营养

1 孕早期的膳食宝塔

孕期的营养不但决定了准妈妈孕期的健康,更影响着宝宝未来,甚至一生的健康,所以孕期营养的重要性不言而喻。那孕期究竟要怎么吃呢?和普通人又有哪些差别呢?我们来看看中国营养学会的最官方推荐——膳食宝塔吧。因为早孕的时候宝宝还非常非常小,而且很多妈妈对于究竟是具体哪一天怀孕其实并不清楚,所以不论是从理论上还是实际生活中,孕早期的膳食推荐其实和备孕期是一致的哦。

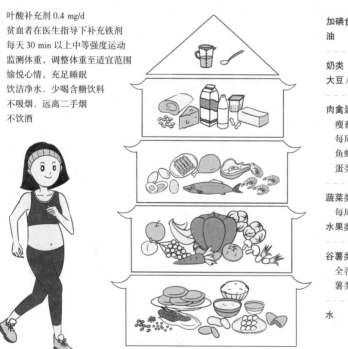

叶酸补充剂 0.4 mg/d
贫血者在医生指导下补充铁剂
每天 30 min 以上中等强度运动
监测体重,调整体重至适宜范围
愉悦心情,充足睡眠
饮洁净水、少喝含糖饮料
不吸烟、远离二手烟
不饮酒

加碘食盐	<6 g
油	25 ~ 30 g
奶类	300
大豆 / 坚果	15 g /10 g
肉禽蛋鱼类	130 ~ 180 g
瘦畜禽肉	40 ~ 65 g
每周一次动物血或畜禽肝脏	
鱼虾类	40 ~ 65 g
蛋类	50 g
蔬菜类	300 ~ 500 g
每周一次含碘海产品	
水果类	200 ~ 350 g
谷薯类	250 ~ 300 g
全谷物和杂豆	50 ~ 75 g
薯类	50 ~ 75 g
水	1 500 ~ 1 700 ml

图2-1 中国备孕妇女平衡膳食宝塔

40

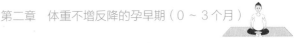

2 **"两人份"的孕妇餐**

在传统认知中，我们常常把营养不良和骨瘦如柴联系在一起，而只要多吃点，甚至是吃胖点，这个问题也就可以解决了，但事实并非如此，在营养学中，营养过剩和营养不足同样属于营养不良的范畴，同时我们还常常会遇到能量摄入过量，但营养素摄入不足的情况，所以通俗地说就是吃多了不好，吃少了也不好，吃得不多不少还得考虑均衡不均衡、全面不全面的问题。那究竟应该吃多少呢？

我们常听说女人一怀孕就是"一张嘴吃两个人的东西"。姑且不论其他方面，这句话从能量摄入的角度来说就是错误的。孕早期的宝宝还很小很小，所以并不需要消耗太多的热量，这时候过剩的热量不但不会长在宝宝身上，反而会变成准妈妈身上的小肥肉，甚至可能会增加之后罹患妊娠糖尿病，巨大儿的风险。那孕早期究竟需不需要增加热量的需求，答案是：不需要。事实上孕早期的能量摄入并不需要增加，而是和孕前正常女性的需求几乎一样的。如果有些妈妈一旦怀孕以后就会主动的减少工作量，甚至不去上班，不做家务，那孕早期能量的需求甚至可能比孕前还略低些。

总结来说，从能量的角度，孕早期并不需要多吃，基本保持和孕前差不多的摄入量即可。

3 **重要的叶酸**

和大部分的宏量营养素在孕早期的需求并不增加相比，叶酸是孕早期非常重要，并且需求量明显增加的一种维生素。那叶酸又有哪些神奇的作用呢？

（1）保证叶酸的摄入可以预防神经管畸形

这大概是叶酸最广为人知的一个作用了，神经管发育一般在孕早期即完成，如果在这个阶段叶酸的摄入不足可能会导致包括无脑儿、脑膨

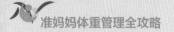

出、脊柱裂、唇腭裂等多种畸形，为了尽可能地避免这些严重后果，吃点叶酸似乎成了从女孩儿变身准妈妈所要做的第一项功课。

（2）叶酸的其他作用

可是神经管的发育在孕早期即完成了，那过了孕早期叶酸是不是就不再需要补了呢？但其实叶酸的作用远不止预防神经管畸形这一项。这种神奇的维生素的生理作用还包括参与核酸和蛋白质的合成，参与DNA甲基化以及参与同型半胱氨代谢。更具体地说，如果叶酸缺乏还可能会导致巨幼红细胞性贫血，导致高同型半胱氨酸血症进而增加动脉粥样硬化和心血管疾病的危险。

对于准妈妈们来说，叶酸缺乏还可以导致先兆子痫，胎盘早剥的发生率增高，胎盘发育不良，引起自发性流产，这些不管哪一样可都是要了命的大事情，所以其实对于所有的准妈妈甚至是普通人，叶酸都是非常重要而不可或缺的维生素。

（3）我们从哪里摄入叶酸（表2-3）

和非孕期相比，孕期女性在普通膳食基础上叶酸的需求量增加约200 μg，每日的推荐摄入量为600 μg。

表2-3　常见食物中的叶酸含量［μg/100g（可食部）］

食物	含量	食物	含量	食物	含量
猪肝	425.1	鸡毛菜	165.8	花生米	63.8
西瓜子	223.4	芦笋	145.5	豆腐	39.8
黄豆	181.1	油菜	103.9	牛肉	4.0

但是，考虑到天然食物中含有的叶酸较叶酸补充剂或叶酸强化食物中吸收率要低，也考虑到孕早期叶酸的重要作用，我们也建议妈妈可以使用孕产专用的叶酸补充剂来保证叶酸的摄入。

小提醒：叶酸也不能"多多益善"

叶酸虽好，但和其他所有的营养素一样，也有一个推荐摄入量，如果过量的话同样可能会危害健康，一般来说，天然食物中的叶酸不存在过量中毒的问题，但长期大剂量的摄入合成叶酸则可能会干扰锌的吸收，从而导致锌缺乏，使胎儿发育迟缓，低出生体重发生风险增加。根据中国营养学会的推荐，叶酸补充剂的最高可耐受摄入量为 1 000 μg/d。所以，叶酸补充剂和其他所有营养补充剂一样，也应按照推荐剂量摄入，严禁加量或是重复服用哦。

4 讨厌的妊娠反应

在孕早期，一半以上的准妈妈可能会出现食欲不振、恶心呕吐的现象，这就是妊娠反应。事实上轻度的恶心、食欲不振，或者晨起空腹时发生呕吐对准妈妈的影响不大，所以你不用太紧张。相反过度的紧张反而可能会加重妊娠反应的情况。

6个小方法应对讨厌的妊娠反应

（1）避开浓烈刺鼻的气味

你是否发现怀孕后你对气味的喜好大有改变？大蒜味、烟味、平时喜爱的香水味都会触发你想恶心呕吐的感觉，那是因为怀孕后你对气味更加敏感了，所以你应尽量减少和各种气味

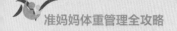

接触，经常开窗保持空气的流通。

（2）多喝水，防脱水

孕吐对你最大的威胁不是营养不良，而是脱水，所以，你在每次呕吐后别忘了给自己倒杯水，必要时也可以加点柠檬或其他水果片，这会让白开水更适口。

（3）别让胃空空

即使没有怀孕，饥饿也会让你有干呕的感觉，所以怀孕后你一定不能让自己的胃空空的，可以把一天的食物分成多次食用，每次不用吃太多，这样可以防止孕早期如影相随的反胃。

（4）别用重口味去刺激食欲

有的准妈妈一旦出现食欲不振就会担心营养不良，总想着要逼迫自己吃一些，于是会选择吃些辛辣刺激重口味的食物来刺激食欲，殊不知，这些食物反而会刺激我们的消化系统，造成额外的负担，甚至会加重我们的妊娠反应。

（5）冷的也许会比热的好

冷的食物散发的气味比热的食物小，它在恶心不适时更容易被你接受，所以你可以尽量吃冷的食物。注意，是冷的而不是冰的。

（6）能止吐的天然食物

从营养的角度，维生素 B_6 是天然的止吐药，而且它在很多食物中都有，特别是动物肝脏、黄豆、核桃、香蕉、红薯中含量丰富，你可以让这些食物经常出现在你的食谱中，发挥它们的止吐作用。

5

养成饮食好习惯也能控制好体重

都说良好的饮食习惯是健康生活的必备条件。

（1）不喝含糖饮料

要说甜饮料有点什么坏处，每个人多多少少都能数出一两个，但其实含糖甜饮料的危害很有可能会远远超过你的想象。

"一宗罪"：促进肥胖。这也是甜饮料最广为人知的一个健康害处，多喝甜饮料会有效地促进肥胖。摄入甜饮料会促进体重的增加，而减少甜饮料摄入有利于体重控制。

"二宗罪"：降低营养素摄入量。一些研究提示，喝甜饮料多的人，膳食纤维的摄入量通常会减少，淀粉类主食和蛋白质也吃的较少，维生素和矿物质的摄入也较低。这可能是因为甜饮料占了肚子，正餐时食欲下降的缘故。所以这会导致一个现象，明明胖了，可是营养状况并不好，这是我们讲的营养不良的一种典型表现，也是民间所谓的"虚胖"的合理解释。

"三宗罪"：导致糖尿病。甜的吃多了会得糖尿病，而所谓"甜的食物"中，含糖饮料可谓糖尿病的最强力助攻，有科学研究结果发现，每日喝1听以上含糖饮料的人，与几乎不喝甜饮料的人（每个月1听以下）相比，糖尿病的危险会增高100%。更不可思议的是，即便喝甜饮料没有让人们增重，体重指数完全相同、每日摄入的能量也完全相同的情况下，仍然表现出促进糖尿病发生的效果。而对于孕妇来说，孕期由于激素水平的变化，本来妊娠糖尿病就容易发生，而这时再不控制甜饮料，后果可就很严重啦。

"四宗罪"：引发骨质疏松和骨折。甜饮料本身并不会导致骨质疏松，但这两件事却切切实实存在。这可能是因为喝甜饮料越多的人，奶类产品就喝得越少，钙的摄入量也越低。对于准妈妈来说，本来孕期钙的需求量就会逐渐增加，所以这也是不可忽视的问题。

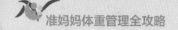
"五宗罪"：导致龋齿。从小我们都听过：吃糖会蛀牙！这可真的不是骗人的哟，除了糖，甜饮料也是牙齿健康的大敌，毕竟甜饮料 = 糖水。虽然有人认为，和吃糖比，如果选择用吸管可以避免甜饮料过度的接触牙齿，但是因为甜饮料带来钙摄入降低，会让龋齿和骨质疏松一样容易找上门来。

除了这些问题以外，甜饮料还可能和痛风、高血压的发生有相关性。

所以我们应少喝或不喝甜饮料，不论他添加的是白砂糖、蔗糖，还是果葡糖浆、玉米糖浆。至于木糖醇、葡萄糖醇等甜味剂，它们虽然甜却不是真正的糖，所以不会导致各类糖所导致的问题。

（2）不喝酒及含酒精饮料

我们常说最贵的酒就孕妇喝的酒。之所以会有这样的讲法很重要的一个原因就是孕期喝酒可能造成的后果之严重远超我们的想象和承受范围，这种伤害包括对胎儿中枢神经和身体的伤害，它是全方位、全时程的，因而可能会表现为程度不同的生长迟缓、特征性的面部外观，以及神经行为功能障碍的系列综合征，称为胎儿酒精谱系障碍（fetal alcohol spectrum disorders，FASD），它还可能会导致胎儿器官发育异常，诱发各种畸形及先天性疾病，最严重的就是导致胎儿死亡。

准妈妈关于饮酒问题常见担心

● **什么时候不能喝酒**

整个孕期都不主张喝酒，不论孕早期孕中期还是孕晚期，酒精的危害都存在且不容忽视，甚至包括后续的哺乳期都不应该喝酒。

● 什么酒可以喝

很遗憾，葡萄酒并不比其他酒更健康，所有的酒，不论啤酒、白酒、葡萄酒均应忌口，除此以外各种糟醉炝的生鲜，打着果味称号的含酒精饮料也都含有一定量的酒精，所以也应注意在日常饮食中避免。

● 万一喝了酒怎么办？

常常有妈妈非常紧张的来咨询，孕早期的时候，不知道自己怀孕了，一不当心喝了一口红酒怎么办？孕中孕晚期的时候，一不当心吃了红酒雪梨，吃了酒心巧克力之类含酒精的食物会不会影响宝宝，应该怎么办！

我们常常开玩笑地回答说，"任何人不谈剂量讲毒性，那就是在耍流氓"。一点点酒精就一定会导致流产导致畸形导致智力发育低下么？其实真的未必，相反妈妈过度焦虑的情绪倒是对孕期的健康危害甚大。

对准妈妈来说，我们建议不要饮酒，但真的不当心摄入了少量含酒精的饮料，那也不用特别担心，规律产检就好，一般是不会有太大的问题的。但是，这可不是你喝酒的尚方宝剑哦，主动饮酒这件事儿还是应该避免的。

（3）避免高脂高糖食物

为什么薯条那么好吃？因为脂肪遇到糖，大脑会狂欢。这也是为什么和吃1颗糖果相比，夹心饼干和奶油蛋糕的诱惑会更大。这也是因为脂肪与碳水同时摄入对食物奖赏机制产生了超加性效应，即

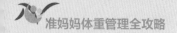

1+1 ＞ 2 的愉悦感和满足感。在这种强大而美好的诱惑下，高脂高糖食物也是最容易上瘾的。这边罗列几种常见的高糖高脂食物，看看有没有你的挚爱：

- 炸薯条（炸薯条蘸冰淇淋更甚）
- 奶油蛋糕
- 巧克力华夫饼
- 夹心饼干
- 沙琪玛

当然，对于这种高糖高脂膳食本能的热爱也并非一无是处，如果加以利用也可以发挥健康饮食的作用。如健康的油脂和"有益"的碳水化合物（不爱吃的坚果加不爱吃的麦片）配在一起冲牛奶，也许就会好吃很多哦。

（4）五谷杂粮为主食

曾几何时，面食是越精细越好，但随着物质的丰富，人民营养状况的改善，营养专家越来越多的提倡多吃五谷杂粮。尤其是对于准妈妈这个特殊的群体，五谷杂粮为主食更有其优势。

高纤。人们都知道粗粮中纤维素多，在同等重量下，粗粮可以比细粮提供更多的膳食纤维，这也意味着更不容易发生便秘、高脂血症。

抗氧化。粗粮中含有更多的类黄酮、花青素、类胡萝卜素等抗氧化物质，大麦和燕麦中还含有丰富的 β - 葡聚糖。这些物质在白米白面中是几乎没有的。

控制血糖。越是精白细软的主食，升高血糖越猛烈。同样多的淀粉量，吃粗粮豆类就要慢得多。所以，对于准妈妈多吃粗粮可以预防妊娠糖尿病的发生，而对于患有妊娠糖尿病的"糖妈妈"，则更是血糖控制的佳品。

饱腹感。粗粮吃一碗很饱，很长时间不饿。而同样能量的白米、面包等吃起来速度快，饱感差，饿起来也快，这也是为什么粗粮更利于体重的控制。

常见五谷杂粮包括全麦粉、糙米、黑米、燕麦、玉米等。居民平衡膳食宝塔建议，每日谷薯类摄入中，全谷类和杂豆类为 50～150 g，薯类 50～100 g。可以和大米一起做成杂粮饭，或者选择杂粮粉做杂粮饼，也可以将玉米作为加餐来摄入，或者一周抽几天多吃点，也可以平均分配到每日饮食中。

（5）多和家人一起在家吃饭

比起外出就餐或者独自一人吃饭，我们更推荐准妈妈们回家和家人一起吃饭，下班以后的晚餐、周末的时光，都是最适合和家人一起吃饭的时间。也许有人说，不就是吃顿饭吗，在哪吃不都一样是吃吗？但比起独自用餐和外出就餐，和家人一起在家吃饭的好处还真不少。

有利于改掉不好的饮食习惯。有妈妈总是抱怨，要按时吃饭好难呀，要吃饭不看手机不看电视好难呀，我真的做不到。当这些不良习惯已经根深蒂固的时候，要改掉它们的确不易，但如果有人监督，有人和你一起来做这件事的话，也许情况就会大不相同，而和家人一起吃饭，就是很好的解决方案，订好了周末的早餐时间，就不能再赖床不吃早餐了；约好了晚餐的时间，也就没有了拖延的理由，而全家围坐在一起，面对面的交流就是屏幕依赖的最好代替。

有利于做到均衡饮食和营养健康。饭店的菜好吃，却容易重油重盐，点外卖更是如此，也因此常常就会发生妈妈们口中，我明明吃得不多为什么体重就是控制不住的情况。而在家吃饭就可以很好的避免这个问题，该放多少盐，该怎么控制烹调用油，都可以做到清清楚楚明明白白，自然也就可以吃得更加健康。

此外，一家人一起吃饭也更符合中式的饮食习惯，一个人吃饭，一

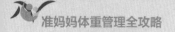

菜一汤食物的品种不免单一，要品种丰富点就容易吃多了。而和家人一起吃饭，则既可以享受更多样而丰富的食物，也可以控制好摄入量，何乐而不为呢。

经济又卫生。这更不用说了，无证摊贩的原材料好不好，有没有处理干净，烹调有没有做到烧熟煮透，餐具有没有洗净消毒，外卖盒是不是含有有毒有害物质……如果天天外面吃，这些问题着实让准妈妈们有种"细思恐极"的感觉，而对于在家吃饭的准妈妈，一切也就迎刃而解了。更何况外面吃，卫生不靠谱的同时，价钱上也比自家饭菜贵了不少，实在是很不划算的一件事了。

快乐的源泉。试想一下，忙碌了一天，下班回家全家一起共进晚餐，说说笑笑享受美食的同时，工作压力可以得到缓解，也更有利于家庭的和睦，对于即将出生的宝宝来说，还有什么比这更重要的么。

（6）少吃或不吃加工食品

中国人常说"食不厌精脍不厌细"所以很多食物的加工也非常的复杂。也许是为了赋予食物特殊的口感，也许是考虑到贮存的需求，可以尽可能地延长保质期，但对于过度加工的食物，我们还是建议大家尽量避免。这究竟是为什么呢？

脂肪。由于脂肪具有改善食品风味的作用，这是各类加工食品最常见的问题。由富含饱和脂肪如黄油、奶油、烹饪的人造黄油、可可脂和棕榈油等制作而成的糕糕点点是不健康的脂肪的重灾区

盐和糖。它们不单单是调味品，在达到一定浓度时，还可以起到防腐抑菌，延长食物贮存时间的作用，在没有冰箱的年代，腌制的肉类，腌制的咸菜，蜜饯果脯帮助我们的祖先度过了一个又一个食物紧缺的年代。但从营养的角度，高盐的食物会增加妊娠高血压的风险，导致水肿。而糖则会引起肥胖，升高血糖。

其他危害。腌制食品中的亚硝酸盐，油炸食品中的丙烯酰胺都是公

认的致癌物（表2-4）。

表2-4 过度加工对食物中的营养成分的损害

加工食品	健康隐患
精加工点心、奶油蛋糕、夹心饼干	糖、脂肪、反式脂肪酸
果脯蜜饯	糖
炸薯条、薯片	脂肪、丙烯酰胺
腌制肉类	盐、亚硝酸盐

小提醒：孕期营养注意"六高一低"

● **什么时候不能喝酒**

高DHA。DHA占大脑总脂肪含量35%～40%，被誉为"脑黄金"。多项研究表明，科学地摄入充足的DHA，一方面能促进脑细胞间形成更多的联接，促进胎儿脑部各区生长发育，使大脑神经网络更密集，促进大脑结构的完善和功能的发挥；另一方面，有助信息传递更快速、通畅，进而提高脑功能，增强记忆力及理解力，有效提升宝宝智力。

高胆碱。胆碱是支持脑部发育的重要营养成分，它帮助合成乙酰胆碱，主要作用是帮助传递神经冲动，处理学习，记忆和睡眠过程，并帮助形成细胞间的膜。

高蛋白质。孕妇在怀孕期间需要补充蛋白质，这不仅维持了自身需要，同时也满足了胎儿对于营养发育的需求。孕妇在怀孕期间补充蛋白质对于胎儿的大脑发育具有很重要的作用，营养供应至关重要。

高铁。铁元素是血红蛋白、肌红蛋白、脑红蛋白的重要组成成分，而血红蛋白在肌体中起到输送和储存氧的功能。铁元素能促进人体抗体的产生，增强免疫力，是构成人体必不可少的微量元素，是胎儿生长发育不可或缺的矿物质。

高钙。在孕早期孕妈妈每日需要补充 700 ~ 800 mg 钙，孕中期，这时孕妈妈对钙质品的需求量就增大了，每日需要补充 800 ~ 1 000 mg 来满足日常钙质需求，到了孕晚期，宝宝骨骼的钙化速度也是骤然增加，所以这个阶段的妈妈更需要补钙，每日需要 1 000 ~ 1 200 mg。

高叶酸。叶酸是一种水溶性的 B 族维生素，在体内参与氨基酸和核苷酸的代谢。胎儿的大脑正常发育也需要叶酸的参与，叶酸能促进胎儿的正常生长发育，叶酸还可以预防孕妇妊娠期出现巨红细胞性贫血而引起的流产、死产、新生儿死亡等疾病。

低脂肪。怀孕期间，准妈妈体重应该控制在一个合理的范围内，过重或过瘦都会对母体和胎宝宝产生不利影响，为了自身和胎宝宝的健康和安全，孕妈妈要在供给胎宝宝发育必需营养素的同时，做好体重管理，在日常饮食中我们要尽量选择脂肪含量低的食物。

在整个孕期过程中，孕期的饮食营养，不仅影响到胎儿的正常发育，也关系到出生后婴幼儿的体质和智力。因此，科学地调配妊娠各时期的饮食营养，对优孕、优生有着十分重要的意义。

四、与体重管理有关的因素——运动

1 **怀孕了到底能不能运动**

怀孕能不能运动？需不需要运动？这是很多准妈妈都很关心的话题。因为总会有亲戚朋友说，孕期不要运动，会动了胎气，就要在家中静养，宝宝才能健康。那这些观念到底正不正确呢？我们来看看国外的关于孕期运动的建议。

加拿大孕期运动的循证建议

- 鼓励无禁忌证的孕妇进行适当的运动。
- 孕期运动的目标是保持合理的体重而不是要达到减肥或参加竞技。
- 在运动的选择上尽可能避免容易失去平衡和伤及胎儿的运动。
- 孕妇应被告知运动不会增加不良妊娠结局。

美国孕期运动的循证建议

- 既往有运动习惯的孕妇在妊娠后无禁忌证可以继续运动，如有早产或 FGR 病史应在中晚期减少运动量。
- 对患有妊娠期糖尿病的孕妇来说，运动很有益处。

所以，在孕期是完全可以运动的，并且适量的运动对孕妇心理和生理都有较大的好处：

- 运动可增强心脏和肺的功能，加速新陈代谢，促进血液循环，

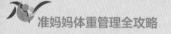

促进食物的消化和吸收，增强神经和内分泌功能，提高免疫力，提高睡眠质量等。

● 运动可调节孕妇由于妊娠带来的身体笨重感、调节心理焦虑，消除疲劳、保持体力上和精神上良好的自我感觉；有利于宝宝生长；还能使肌肉坚固并增加耐力，有助于控制怀孕带来的身体不平衡感及减轻背部疼痛、便秘、水肿。

● 运动有利于自然分娩。运动锻炼增强了你的体力和耐力及刻意的锻炼你的生殖道，不但有助于应对分娩，还有助于你分娩后更快恢复到怀孕前的体形。

2 孕期各阶段应做哪些运动

（1）孕早期

孕早期胚胎正在发育，还比较不稳，所以孕早期做一些简单的运动就可以。如散步，这是孕早期最佳的运动方式，以及一些日常性的家务活都是可以做的。

（2）孕中期

孕中期进入我们的黄金时期，准妈妈身体各方面以及胎儿都已经相对稳定了，所以，这个时候准妈妈就可以开始进行一些中等强度的运动了，如游泳、孕妇体操、瑜伽、哑铃等。在孕期开展新的运动之前，建议孕妈应该咨询医务人员。

（3）孕晚期

孕晚期准妈妈的因血容量增加，心脏负担加重，同时胎儿的体重日益增加，准妈妈的身体会变得比较笨重，运动的幅度以及强度都会受到限制，因此，这个阶段的准妈妈只要能维持中期的运动量或者根据自身情况适当减少运动量即可。

哪些妈妈孕期不能运动

期有以下疾病或症状建议少运动或不运动，但不运动不等于需要卧床休息：

● 心脏病、高血压

● 有流产风险的双胎

● 宫颈功能不全或环扎术

● 先兆早产或流产

● 胎儿发育迟缓

● 前置胎盘

孕期如果有不能确定是否能运动的情况，也建议进一步咨询医生。

3 孕期运动项目大盘点

（1）散步

这是孕期有氧运动的最好方法，它不受场地、设施、人员、时间的限制，而且可以持续整个孕期。散步会使孕妇血压、脉搏、呼吸、消化液的分泌均处于相互平稳、相互协调状态；有节律而平静的步行，可使腿肌、腹壁肌、心肌加强活动，同时改善胎盘供血量。在散步中，肺的通气量增加，呼吸变得深沉，还可帮助消化、吸收和排泄。这些都有利于孕妇和胎儿健康。

散步时，孕妇要穿宽松舒适的衣服和鞋；散步时应选择风和日丽的好天气和舒适宜人的环境。散步速度可适当调整，以中速为宜，双臂前

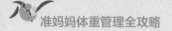

后摆动，可使心肺功能达到一定的运动量，行走太慢和身躯左右晃荡都不能达到锻炼的目的。运动量要根据自己体质情况而定，不能感觉太累，不能大汗淋漓。一般每日 1 h 左右，可分 2 次完成，即每次 30 min。时间由少增多，可选择早晨 9 ~ 11 点和晚饭前后，在家人的陪伴下去散步。

（2）孕妇体操或瑜伽

孕妇体操或瑜伽是专门为孕妇设计的运动，强调呼吸、放松、心境和身体知觉。它能增强体力，提高耐力，改善体态，促进血液循环和更有效的调节呼吸，还能降低各种妊娠疼痛，对后背和腿部的疼痛更有效，它还可以释放妊娠引起的压力和焦虑，使身体放松，为分娩做准备。

不管以前是否练习过体操或瑜伽，孕妇都应征询医生的意见，并在教授孕妇练习方面经验丰富的教练的指导下进行。一次完整的孕妇体操和瑜伽练习包括姿势练习和呼吸练习，随后还有 15 min 的放松练习，但是作为孕妇，可以按照自己觉得最为适合的时间长度来练习，练习时如有不适感，应及时停止。

练习孕妇体操或瑜伽时要保证有足够大的空间来伸展和活动身体，明亮整洁安静并且通风良好的房间是理想的练习场所。选择舒适的、不会约束你运动的服装，天冷时可以穿一层保暖的外套。可能的话在一面全身镜前进行练习，以便检查纠正自己的姿势。练习以及练习后放松的过程中，可以播放一些轻柔的背景音乐。

（3）水中运动

孕妇水中运动包括游泳、水中行走、水中有氧运动、水下体操、力量训练和柔软训练等。它不仅会使你形成并保持良好的体态，还会使你精神愉快；因为水的浮力，使你笨重的身体被水有所托起，而变得"轻盈"；你在水中锻炼所花费的力气更小，却收益更多。水下运动，对关节造成的压力较小，所以不太可能引起损伤。在水下运动不会使你太热。假如你没有禁忌证，一般此运动可以一直坚持到足月。如果水中做"陆地上"的运动而不加以改良,效果会差很多。孕妇水中运动还要小心滑跤,不要潜水,也不要到深水区域活动。除水质、水温合格外,人员流量要少,以免孕妇水中运动时,因拥挤碰撞腹部而引起早产、胎盘早剥等不良后果。

（4）阻力运动——哑铃

阻力锻炼可以保持和提高肌肉的质量,可以使内脏、皮下和腹部脂肪减少,抗阻运动在孕期主要推荐小哑铃,建议坐在稳固的椅子上进行,选择重量为1kg的哑铃两个,太重的哑铃容易拉伤肌肉,太轻的哑铃反而达不到训练的效果。阻力运动还要注意,运动开始前做好热身活动,运动结束后一定要做好放松运动;在锻炼时动作一定要标准,不标准的动作很容易造成关节的伤害。

孕期要避免的运动类型

- 容易跌倒的运动。
- 容易引起腹部损伤的运动,包括震颤运动、接触运动和快速改变方向的运动。
- 需要强度较大的跳跃运动。
- 弹跳拉伸运动。
- 站立时快速扭腰运动。
- 长时间无运动后的突然剧烈运动。
- 高温和潮湿的天气运动。
- 不要一段时间屏住呼吸（憋气）。
- 不要运动到自己精疲力竭。

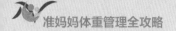

五、与体重管理有关的因素——生活方式

1 做一个快乐的准妈妈

（1）为什么我的情绪不稳定

从生理上说，孕期大量增多的黄体酮和雌性激素是导致情绪波动的主要原因。从怀孕到分娩的漫长过程，由于激素水平的变化，加上身体的变化，会给准妈妈带来较大的应激反应，尤其是第一次怀孕的准妈妈，一般都比较紧张。

不过情绪波动从根本上说仍然是心理方面的原因，这时就需要准妈妈重视自己的心理变化，正视这种状态，家人特别是丈夫注意孕妇情绪的调试，化解不良的情绪，消除恐惧与担忧，使准妈妈保持好心情顺利度过孕期。

（2）正视自己的小情绪

对孕期的不良情绪要有正确的认知，它不是一种疾病的状态，而是由于特殊的生理时期而引发的一种心理状态。需要面对不良情绪的存在，并相信它是可以被缓解的，甚至是可以消失的。准妈妈孕育一个小生命，会感到激动，这是人之常情，马上要成为妈妈的兴奋与喜悦是藏不住的。另外，在受精卵着床到子宫后，体内会产生多种荷尔蒙，促进宝宝的成长，其中的雌激素可以让准妈妈们产生一种非常良好的感觉。这种喜悦感，准妈妈好好享受，宝宝也会感受到你的好心情。

同样的，受激素的影响，准妈妈在怀孕的某段时间里，会开始变得容易恐惧、悲伤、担忧等，经常被这些负面情绪给困扰。另一方面，许多准妈妈由于担心分娩会很痛，或者体型发胖、宝宝可能会有问题等问题，常常会因胡思乱想而自我困扰，也会出现担心、害怕等情绪。其实准妈妈不用过于紧张，孕期只要做好基本的保养，健康饮食，该吃就吃，该睡就睡，该检查的就做好检查，通常就不会有什么大问题，分娩的痛也可通过许多方法来减轻。如果觉得心情已非常忧郁，一定要告诉医生，早处理早预防。

（3）小事情的大作用

家人多关心、多陪伴准妈妈，营造一个温馨、舒适的孕育环境，保持家庭气氛和睦。比如准爸爸应尽量陪伴孕妇做产检，和准妈妈一起学习孕育知识、烹饪孕期健康膳食，做好陪伴分娩的计划，平时多承担家务等。

准妈妈通过媒体、书籍、网络等渠道获得育儿方面的知识，可以减轻准妈妈的顾虑。一定要按时做产检，这样对宝宝的生长发育能够有所了解，对准妈妈的心理也会产生积极的作用。

找到自己的兴趣爱好，在情绪低落的时候，想办法调整。比如听一听舒缓的音乐，去公园逛一逛，去超市、菜场买些新鲜水果、蔬菜，到郊区踏青，练练瑜伽，学习书法或绘画等。总之，做些既能让自己平静或高兴的事，又能通过这些适当的活动，控制孕期体重增长。

2 你的家是无烟家庭吗
（1）二手烟的危害

人人都知道吸烟有害健康，吸烟很容易患上各种疾病，但不仅自己吸烟是有害健康的，而且吸二手烟也会对我们的身体造成非常严重的伤害。尤其是处于特殊时期的准妈妈，在被动的情况下吸入了二手烟，其实危害更大。

对孕妇自身的危害

经常吸二手烟的准妈妈，会造成身体的免疫力下降，容易出现感冒，头痛等反应；羊水中能检测出尼古丁等有害物质，说明烟雾对胎儿生长的子宫内环境已造成了污染。其次，准妈妈在妊娠期间原本就容易出现一些并发疾病，而二手烟是诱发孕期并发症的主要原因，如妊娠高血压、妊娠高血糖等。更严重的是，二手烟中含有大量的有害物质，其中可致癌的有害物质就高达 69 种，这些物质会引发机体内关键基因突变，从而影响到正常生长控制机制，最终导致细胞癌变和恶性肿瘤的发生，增加致癌风险。

对胎儿的危害

尼古丁是香烟中的主要成分，尼古丁会引起胎盘血管收缩，使胎儿在子宫内的血液供给减少，导致胎儿缺氧；香烟中所含的一氧化碳也可导致胎儿缺氧，缺氧的环境会使胎儿发育不良，甚至畸形、死胎。如果孕妇长时间处于二手烟的环境中，就容易导致婴儿早产和流产，诱发猝死综合征和出生低重儿的可能。还有研究发现，新生儿神经管畸形还有唇腭裂的发生，也跟准妈妈有吸烟习惯或者长期处于二手烟环境中有关。

（2）创建无烟环境的妙招

生活中确实有不少准妈妈在怀孕前就有吸烟的习惯，如果在孕前没有及时戒除而发现了自己怀孕，那在孕期一定要努力戒烟，"不吸烟，从我做起"。刚开始烟瘾来袭时很难受，准妈妈可以利用替代物来克制住吸烟的欲望，这时可以嚼一块口香糖或者吃点平时喜爱的零食来分散注意力。注意力被转移了，准妈妈就会把吸烟这件事暂时放一边。脑海里要反复提醒自己"为了孩子要克制""吸烟让宝宝不健康"，通过这种自我提醒和意识控制来主动抑制吸烟的冲动。

家庭里如有人吸烟，应该共同克服或避免室内吸烟，让准妈妈平稳度过这个特殊阶段。如果准妈妈在办公环境里会接触到二手烟，那我们应友好劝说同事，请他换个地方吸烟。准妈妈不妨带去办公室一个便携式负氧离子机或者空气净化器，在二手烟环境下可以使用。室内应经常开窗通风，摆放一些如绿萝、龟背竹、虎皮兰、仙人掌、常青藤类的有空气净化作用的绿色植物。平时可以通过喝水，增加排尿量以及增加运动多出汗，这样可以加速准妈妈体内尼古丁等有害物质的排出。

准妈妈的好心情十分重要，一旦吸入二手烟后也不要过分紧张，如果长期处于紧张焦虑中对胎儿的发育会更不利。我们可以通过饮食的补充来减轻二手烟的危害。

- 多吃富含胡萝卜素及维生素 C 的蔬菜水果，如红薯、胡萝卜、哈密瓜、柠檬、木瓜、西红柿等，会使肺功能的退化变慢，也可以帮助护肤、抗氧化，防癌。

- 多吃一些清咽润肺的食物比如柚子、梨和蜂蜜等，不仅能给准妈妈提供更多的钾离子和纤维素，可以预防孕期便秘的发生，还能够促进人体毒素的排出，有效地修复呼吸道黏膜。

- 多吃一些"白色食物"，中医讲，白色入肺，如银耳、白果、芝麻等。

- 多吃养护血管类的食物，如三文鱼、银鳕鱼等深海鱼，它们体内含有大量的不饱和脂肪酸，能够降低心血管疾病的患病概率，准妈妈食用能够减少妊娠类并发症。

3 孕早期体重不增反降要紧吗

孕早期，在体内激素的作用下，部分准妈妈恶心、呕吐、食欲不振等妊娠反应较重，影响准妈妈的热量摄入，导致体重增长缓慢，甚至还会出现体重减轻的现象。其次，准妈妈在为胎儿提供营养时，当热量摄入不足时，需要动用自身储备的脂肪来供胎儿生长所需营养，这是导致早孕期体重下降的另一个原因。此现象会让准妈妈及家人颇感焦虑，经常会问"胃口一点也不好、吃不下东西、一吃就吐、吃啥吐啥、人也瘦了，会影响宝宝发育吗……"其实，孕早期对于妊娠反应明显的妈妈，大可不必刻意追求膳食均衡，也不必规定每日必须进食的数量和种类，尽管吃自己想吃的东西，掌握少食多餐的进食原则，选择易消化、易吸收、少油腻的食物，如大米粥、面包等。备孕期，通过合理科学地准备，妈妈体内已储备必须的营养，足以在早孕期提供胎儿发育的需要，而且怀孕初期胎儿体重增长缓慢，到怀孕第 3 个月也不到 50 g，不会因为有了胎儿使准妈妈体重明显上升。所以，准妈妈可以放下焦虑的心情，做自己感兴趣的事情，使自己心情愉悦，保证充足的睡眠，同时平时也应适当活动，如在室外散步，这样可以帮助减轻早孕反应，有效地增加食欲。这阶段，准爸爸更应该温柔体贴，照顾好初准妈妈的饮食起居，耐心和准妈妈交流，帮助缓解她的焦虑情绪，一同走过"早孕反应"期。

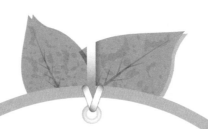

第三章

体重稳步上升的
孕中期（4～6个月）

　　孕中期的妈妈早孕反应消失、食欲增加，所以一定不能暴饮暴食，要控制甜食、水果的摄入，把体重控制在一定范围之内。这个时期控制好体重可以大大减低妊娠期高血压的发生率。赶紧看看专业营养师推荐的 3 天餐单吧！

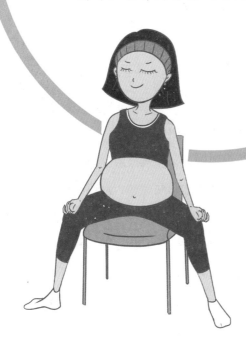

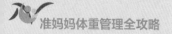
一、与体重管理有关的数值

1 孕中期体重增长的特点

孕中期是指怀孕 4 ~ 7 个月，即妊娠 13 ~ 27 周末。孕 14 周后每周增长 0.3 ~ 0.5 kg（肥胖者每周建议增长 0.3 kg），孕中期每月增加 1 ~ 3 kg。孕中期孕妇体重增加主要是由于母体生理状态改变的结果，包括母体组织的形成及增加，母体血容量的增加、子宫、乳房及相关组织液重量的增加和脂肪的贮存。部分准妈妈在经历了孕早期的孕吐反应后，孕中期胃口大开，家人又担心其营养不够，每日大鱼大肉，水果无数。这种做法是非常不可取的，超负荷的进食会大大增加孕期糖尿病、高血压、甲状腺疾病的发病风险，高血糖环境中的胎儿也更容易出现发育异常及代谢性疾病。所以准妈妈们在孕中期也一定不能暴饮暴食，应该控制甜食、水果的摄入，把体重控制在一定范围之内。

2 孕中期准妈妈的变化

孕中期的妈妈早孕反应消失，食欲增加。进入孕中期后，宫底每周大约升高 1 cm，到孕 27 周时宫底可达 23 ~ 26 cm。准妈妈的肚子已经明显大了许多，子宫变大压迫膀胱，会出现多尿，并影响肠管蠕动，时而发生便秘；有些准妈妈下肢受到压迫，影响血液循环，容易出现静脉曲张、痔疮等。由于子宫增大，身体重心向前移，准妈妈们站立时开始出现脊柱后仰，这种站立姿势更容易让身体产生疲劳，出现腰酸背痛的情况，所以准妈妈们尽量不要保持一种姿势太久，要经常变换身体姿势，以帮助缓解肌肉的紧张，减轻疲劳感。

孕中期准妈妈的乳头和乳晕部位会明显加深，乳晕上的小颗粒也会增大。准妈妈可能会发现自己从耻骨到肚脐,甚至胸口出现了一条黑线,这是"腹中线",它是妊娠时垂体分泌的促黑素细胞激素增加引起的,在分娩后一般会自行消退。有些准妈妈会发现自己的皮肤变得更红润细腻,头发也显得更浓密,这都是孕期激素的影响,但也有些妈妈会发现皮肤上出现色素沉着、斑点等恼人的小问题,尤其容易在脸颊、鼻子或前额处会出现,这些被称为"妊娠斑"的黑色斑点,同样也是由于孕期激素的影响,皮肤的组织结构发生了微小的改变,这些变化在宝宝出生后会慢慢恢复,但也有一些可能暂时无法恢复。

3 孕中期胎宝宝的变化

孕中期的胎儿生长十分迅速,每个阶段都有不同的特点。

（1）孕 4 个月

胎儿的内脏器官几乎发育完全,由 8 cm 长至 12 cm,体重由 25 g 增至 150 g。脸上长出胎毛,胎盘形成,骨骼和肌肉发达,生殖器官已经形成,开始迅速成长,手脚开始活动,但是大部分妈妈们还感觉不到宝宝的胎动。

（2）孕 5 个月

胎儿身长增至 20 ～ 25 cm,体重长到 250 ～ 300 g,全身长出细毛,开始长头发,指甲等也出齐。头的大小像个鸡蛋,身体比例终于显得匀称,皮肤渐渐显现出红色,皮下脂肪开始沉着,皮肤变得不透明了。胎儿的心跳十分活跃,在羊水中胎儿的手脚可以自由地活动。现在宝宝开始能吞咽羊水,而且肾脏已能够制造尿液形成羊水池,而且羊水池每 3 h 就会更新一次。免疫抗体通过母亲的血液转送给宝宝,帮助宝宝抵抗疾病。

（6）孕 6 个月

胎儿的长度已经有 28 cm 左右了,体重增加到 600 ～ 800 g,骨骼发育良好,并长出睫毛和眉毛。由于缺乏皮下脂肪,皮肤发红且有皱,但比以前变得更结实了。宝宝会用脚踢子宫，并开始吸吮手指。到了本月末，胎儿已能睁开眼镜，皮肤也开始被胎脂覆盖。宝宝的听力已经形成，可以听到外界的声响。

到孕 27 周时宝宝体重已有 900 g 左右了，身长已达到 35～38 cm。很多胎儿此时已经长出了头发，眼睛一会儿睁开，一会儿闭上，睡眠周期非常有规律。这时胎儿的气管和肺部还未发育成熟，但是他的呼吸动作仍在继续，当然这种呼吸运动只是胸廓运动，不过这对他将来真正能在空气中呼吸的确是一个很好的锻炼。

4 我的体重管理记录

孕中期的体重增长明显快于孕早期。孕中期准妈妈们的胃口大开，体重控制显得更为重要，合理的饮食结构、荤素搭配、全面的营养摄入，有利于保证胎儿的正常发育及母体的良好状态（表 3-1）。

表 3-1　中孕期体重管理记录单

孕　周	第 13 周	第 14 周	第 15 周	第 16 周	第 17 周	第 18 周	第 19 周	第 20 周
周（　）体重（kg）								
每周体重增长（kg）								
孕　周	第 21 周	第 22 周	第 23 周	第 24 周	第 25 周	第 26 周	第 27 周	
周（　）体重（kg）								
每周体重增长（Kg）								
1 周饮食评估	可包括营养均衡 - 蛋白质充足 - 糖含量摄入 - 水摄入 - 早餐 - 午餐 - 晚餐评估							
其他备注								

注：建议每周固定 1 日的早上或晚上进行体重测量 / 空格内填周一或周二等

二、与体重管理有关的疾病

1 妊娠期高血压疾病

妊娠期高血压疾病是妊娠期特有的一组疾病，主要包括妊娠期高血压、子痫前期、子痫、妊娠合并慢性高血压、慢性高血压并发子痫前期。本病以妊娠 20 周后出现高血压、蛋白尿、水肿为特征，可伴有全身多脏器的损害，严重患者可出现抽搐、昏迷、脑出血、心力衰竭、胎盘早剥和弥散性血管内凝血，甚至死亡，严重影响母婴健康。

易患妊娠期高血压综合征的人群：

- 初产妇
- 年龄小于 18 岁或者大于 40 岁的孕妇
- 多胎妊娠
- 妊娠期高血压病史及家族史
- 慢性高血压
- 慢性肾炎
- 抗磷脂综合征
- 糖尿病
- 营养不良
- 社会经济状况低下

2 妊娠期高血压对准妈妈和胎宝宝的影响

全身小动脉痉挛是妊娠期高血压疾病的基本病变。由于小动脉痉挛，外周阻力增大，表现为血压升高、水肿、蛋白尿及血液浓缩，全身各器官组织都会因缺血缺氧受到损害。

- 脑血管痉挛，可导致母亲脑水肿、缺血、血栓形成及出血等，轻度患者可出现头痛、眼花、恶心呕吐等，严重者可出现视力下降、抽搐，甚至昏迷。

- 肾血管痉挛可导致肾血流量下降，血尿酸浓度升高，肾功能受损，若肾脏功能严重损害可致少尿及肾衰竭。

- 肝脏缺血水肿表现为肝脏轻度肿大，血清转氨酶水平升高，肝功异常，严重者门静脉周围坏死，肝包膜下血肿形成，甚至可发生肝破裂，临床表现为持续性右上腹或中上腹部疼痛。

- 血管痉挛造成外周阻力增加，血压升高，心肌收缩力增加，心排血量明显减少，导致心肌缺血，严重时肺水肿、心力衰竭。

- 血管痉挛还会导致胎盘灌注减少，发生不同程度的胎盘梗死，胎盘血管破裂可导致胎盘早剥。胎盘灌注量减少可使胎盘功能下降，对宝宝造成不良影响，出现胎儿生长受限、羊水过少、胎儿宫内窘迫、胎儿神经系统损伤，严重者致胎儿死亡。

妊娠期高血压疾病至今病因不明，涉及多种高危因素，可能与遗传易感性、免疫适应不良、胎盘缺血和氧化应激反应有关，其中孕期体重的变化与疾病的发病也有一定的关系。国内外的多项研究表明，孕前体重指数 BMI、孕早期增重和孕期总增重均与妊娠期高血压疾病的发生相关。与孕前 BMI 正常的孕妇相比，孕前超重或肥胖的孕妇发生妊娠期高血压疾病的风险增加；孕期体重增加过多也与妊娠期高血压疾病的发病风险增加有关。

因此，应合理控制孕前和孕期体重，对孕前超重或肥胖者，建议减重，力求以最佳的机体状态妊娠，减少不良妊娠结局。孕期按照医生推荐的增重目标合理饮食和运动，力求达到孕期体重的合理增长。

妊娠期高血压疾病的预防

1. 定期产前检查，做到早发现早治疗。

2. 保持良好的情绪和健康、乐观、轻松的心理状态。

3. 孕期合理饮食，控制体重，参加适宜的体育锻炼，每周 3～5 次，每次 30 min 的有氧运动可减少孕期增重，降低妊娠期高血压、子痫前期和巨大儿的发生。

4. 孕期补钙：建议孕妇特别是有高危因素的孕妇在孕期摄入充足含钙的食物，如果小于 600 mg/d 的摄入量，可以口服钙剂，钙剂补充量 1.5～2.5 g/d。

5. 对子痫前期高风险人群（子痫前期病史、慢性高血压、孕前糖尿病、孕前 BMI>30）孕 16 周前给予小剂量阿司匹林预防子痫前期。

3 不容忽视的低血糖

当孕妇血糖水平太低，低于 2.8 mmol/L 或下降太快时，可能出现低血糖症。有些孕妇血糖并没有低于 2.8 mmol/L，但是有一些低血糖的症状，称为低血糖反应。低血糖反应症状一般出现得非常快，可能导致孕妇昏迷、死胎等严重后果。

节食不当引起的低血糖

有些准妈妈为了避免体重上升，采用饥饿疗法，过度控制饮食，可导致低血糖。妊娠期糖尿病的患者饮食管理不恰当，过度控制饮食，或者用胰岛素治疗的患者胰岛素过量、用法不当、饮食不当、情绪波动、体力活动过多、未监测血糖等情况下，都可能发生低血糖。

低血糖的表现有头晕、头痛、心慌、手抖、过度饥饿感、出汗、面色苍白、打冷战、行为改变或异常（如烦躁、哭喊、易怒、富有攻击性）、口唇麻木、针刺感、全身乏力、视物模糊，严重者可能出现神志不清、全身抽搐、昏睡甚至昏迷，危及生命。

严重的低血糖昏迷若不给予及时抢救，延误6h以上会造成患者大脑严重损伤，甚至死亡。

发生低血糖时，应该立即吃"糖"以增加血糖水平，只要能够快速吸收，吃任何形式的精制糖，如可乐、果汁、糖果、口服葡萄糖片都可以。如果低血糖反应重，还需要在纠正低血糖后再增加馒头或面包25g或水果一个（200g）。对于注射胰岛素治疗糖尿病者，为防止低血糖反复出现，还可以加食牛奶或鸡蛋等消化吸收较慢的蛋白质食品。对神志不太清楚，尚有吞咽能力者可将白糖或葡萄糖放入其口颊和牙齿之间，使之溶化后咽下。如果10min内仍然无改善，应立即送医院给予静脉注射葡萄糖液促使血糖上升。如果低血糖已纠正，还要在下一餐前吃一些含复合碳水化合物的点心或水果、牛奶等，以预防血糖再度下降到最低点。

低血糖重在预防。孕妇应确保每餐摄入足量的碳水化合物，按时进餐并及时调整胰岛素的用量，在两餐之间适当加餐是预防低血糖发生的最有效方式。"糖妈妈"最好随身携带糕点、糖果、葡萄糖粉以便在出现低血糖时及时自救。

三、与体重管理有关的因素——营养

1 **孕中期膳食宝塔**

到了孕中期，孕妈的膳食宝塔终于比孕早期又进了一步，那每天到底该吃多少呢？还是看看膳食宝塔吧（图3-1）。

2 **好胃口来袭的对策**

随着早孕的结束，对大部分准妈妈来说，恼人的妊娠反应也逐渐缓解，消失。孕中期是整个孕期中相对最为舒适的阶段，食欲也往往随着身体状况的改善而逐渐"复苏"。对于孕中期的妈妈来说,每日的能量、蛋白质及各种营养素的需求也较孕早期有所增加。可其实大致的增加量却着实不多。

总结起来看就是总能量和宏量营养素增加不多，而微量营养素（如维生素和矿物质）有显著增加。同时面对孕中期突如其来的食欲，增加蔬菜水果，注重营养的搭配要远远重于多吃多吃再多吃的原则（表3-2）。

表3-2　孕期各类营养素增加量

	孕前	孕早期	孕中期	孕晚期
能量	7 531.2kJ （1 800 kcal）/d （轻体力劳动）	+0 kJ（kcal）	+1 255.2 kJ （300 kcal） （约110 g猪大排）	+627.6 kJ （450 kcal） （约90 g桃酥）
蛋白质	55 g/d	+0 g	+15 g （约75 g猪里脊）	+30 g （约150 g青鱼）
钙	800 mg/d	+0 mg	+200 mg （约200 ml牛奶）	+200 mg （约200 ml牛奶）

（续表）

	孕前	孕早期	孕中期	孕晚期
铁	20 mg/d	+0 mg	+4 mg （约 100 g 牛肉）	+9 mg （约 40 g 猪肝）
锌	7.5 mg/d	+0 mg	+2 mg （约 17 g 扇贝）	+2 mg
维生素 A	700 μgRAE/d	+0 μgRAE/d	+70 μgRAE/d （约 14 g 菠菜）	+70 μgRAE/d
维生素 B$_1$	1.2 mg/d	+0 mg/d	+0.2 mg/d （约 40 g 猪里脊）	+0.3 mg/d （约 60 g 猪里脊）
维生素 B$_2$	1.2 mg/d	+0 mg/d	+0.2 mg/d （约 45 g 扁豆）	+0.3 mg/d （约 67 g 扁豆）
维生素 C	100 mg/d	+0 mg/d	+15 mg/d （约 50 g 橙子）	+15 mg/d

3 水果蔬菜的合理搭配

在很多人眼里，蔬菜水果常常是不分家的，营养成分类似，所以也可以相互取代。还有些人觉得，水果更好吃，不经烹调的食用方式营养价值也更高些，所以总是下意识地多吃水果来取代蔬菜。

事实真的如此吗？实际上，大多数日常水果的营养价值均不及蔬菜，特别是不及深绿色蔬菜。苹果、梨、桃、杏、葡萄、香蕉等水果的维生素 C 和胡萝卜素含量较低，矿物质含量也低，不是营养素的重要来源。当然，水果也有水果的优点，比如水果中富含糖分、果胶、有机酸和芳香物质，具有更强的享受感，俗称：更好吃。

根据中国营养学会的建议，我们建议准妈妈每日水果的摄入量应控制在 200 ～ 400 g，而蔬菜的摄入量应在 300 ～ 500 g。对于有体重控制需求的准妈妈，甚至可以进一步增加蔬菜的摄入量（表 3-3）。

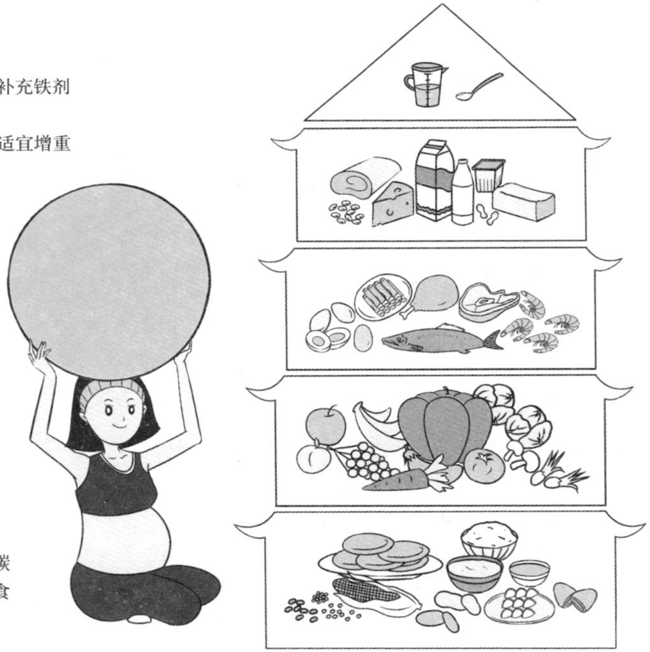

	孕中期		孕晚期	
加碘食盐	<6 g		<6 g	
油	25～30 g		25～30 g	
奶类	300～500 g		300～500 g	
大豆/坚果	20 g/10 g		20 g/10 g	
鱼禽蛋肉类	150～200 g		200～250 g	
瘦畜禽肉	50～75 g		75～100 g	
	每周1～2次动物血或肝脏			
鱼虾类	50～75 g		75～100 g	
蛋类	50 g		50 g	
蔬菜类	300～500 g		300～500 g	
	每周至少一次海藻类蔬菜			
水果类	200～400 g		200～400 g	
谷薯类	275～325 g		300～350 g	
全谷物和杂豆	75～100 g		75～150 g	
薯类	75～100 g		75～100 g	
水	1 700～1 900毫升		1 700～1 900毫升	

叶酸补充齐 0.4 mg/d
贫血严重者在医生指导下补充铁剂
适度运动
每周测量体重，维持孕期适宜增重
愉悦心情，充足睡眠
饮洁净水，少喝含糖饮料
准备母乳喂养
不吸烟，远离二手烟
不饮酒

孕早期食物同备孕期
每天必须至少摄取130 g碳
水化合物的食物（具体食
物量请咨询注册营养师）

图3-1　中国孕期妇女平衡膳食宝塔

表 3-3　常见水果蔬菜营养成分表（每 100g 中含）

蔬菜	维生素 C（mg）	维生素 A（μgRAE）	水果	维生素 C（mg）	维生素 A（μgRAE）
番茄	19	92	橙子	33	27
大白菜	47	42	芒果	23	150
西兰花	52	1 202	猕猴桃	62	22
菠菜	32	487	西瓜	7	35
荠菜	43	432	苹果	4	3
胡萝卜	16	668	梨	6	6
豆角	39	97	桃	7	3
甜椒	72	57	葡萄	25	8
韭菜	24	235	草莓	47	5
塔菜	45	168	香蕉	/	/

4 健康零食的重要性

我们常常习惯把零食当成不健康的代名词，为了孕期的健康，很多妈妈从怀孕开始就戒掉了吃零食的习惯，其实大可不必这么做。

零食 ≠ 不健康
零食 = 除正餐外的其他食物

对于准妈妈来说零食可以弥补正餐营养的不足，同时考虑到孕期空腹血糖调动较快的特点，零食其实也是少食多餐的一部分，可以减少胃肠道的负担。所以，零食完全应该是健康饮食的重要组成部分，但要避免高糖高脂高盐的零食，以及过度加工的零食。

常见的健康零食：

坚果类：核桃、杏仁、开心果

优点：富含不饱和脂肪酸

缺点：热量较高，需要控制摄入量

乳制品：牛奶、酸奶、芝士

优点：含有丰富的钙和优质的蛋白质

缺点：乳糖不耐受者需注意乳糖含量，酸奶的糖含量可能超标

水果：苹果、樱桃等

优点：两餐之间吃，相对血糖负担较小

缺点：注意控制摄入量，不易过量，以防止肥胖和血糖问题

粗粮：全麦面包、薯类等

优点：补充能量，控制血糖

缺点：口感较差

5 要不要补钙

孕期胎儿的生长发育需要大量的钙，而这些钙都是从母体获得的，因此孕妇从孕中期开始钙的需求量较之前会显著增加，而保证钙的摄入可以有效地减少妊高症和缺钙的发病率。乳制品是最优质的钙的来源，除了牛奶、酸奶以及芝士外，大豆类制品的钙含量也不低。保证充足的乳制品和日常均衡的饮食可以给我们充足的钙，对于乳糖不耐受的准妈妈，我们推荐用酸奶取代牛奶，或是直接选择乳糖水解的牛奶或是脱乳糖的牛奶即可。如果因为各种各样的原因实在无法通过饮食摄入充足钙质的，则可以通过补充剂保证每日的钙的摄入。

切记：不抽筋并不代表不缺钙，当然抽筋也不一定是缺钙所导致，所以不要以"我从不抽筋"为理由，拒绝补钙（表3-4）。

表3-4　食物钙含量（每100g中含）

奶类及其制品	钙含量（mg）	豆类及其制品	钙含量（mg）
牛奶	100	豆浆	10
酸奶	118	南豆腐	164
干奶酪	799	黄豆	191

6 专业营养师3天推荐餐单

见表3-5。

表3-5　专业营养师推荐餐单

	第一天	第二天	第三天
早餐	肉丝菜汤面 白煮蛋 低脂牛奶	香菇蔬菜包 白煮蛋 低脂牛奶	香菇肉末粥 醋拌黄瓜 白煮蛋 低脂牛奶
早点	松子 橙	大核桃 苹果	杏仁 火龙果
午餐	麻酱银牙鸡丝 花菜肉片 上汤娃娃菜 三文鱼豆腐汤	白切猪肝 凉拌海藻/海带 炒菠菜 冬瓜老鸭汤	清蒸鲈鱼 荠菜蘑菇烩豆腐 心菜面筋 木耳乌鸡汤
午点	小紫薯 无糖酸奶	玉米棒 无糖酸奶	枸杞银耳羹 无糖酸奶
晚餐	盐水牛肉 西芹松仁 杭白菜 番茄鸡蛋汤	清蒸银鳕鱼 白灼西兰花 清炒米苋 荠菜肉丝豆腐羹	洋葱牛肉丝 芹菜香干 腐乳空心菜 紫菜虾皮汤

重视你的早餐

　　很多妈妈在孕中期的时候可能还在工作，于是为了早上可以多赖会儿床，常常就压缩了早餐的时间，没时间坐下来好好吃饭，于是路上买个煎饼，啃个包子也许就是一顿早餐了。对于准妈妈来说，一顿完整的早餐应该有主食，有蔬菜，有肉蛋类，有乳制品。我们也给大家拟了几种早餐的搭配，一碗荤素搭配的面，一份方便准备的包子鸡蛋牛奶外带早餐，抑或是周末早晨有荤有素养胃更养眼的早餐，总有一款适合你的日常。

四、与体重管理有关的因素——运动

1 孕妇运动的注意事项

　　虽然孕妇运动的好处多多，但盲目跟从也会带来不少坏处，所以孕妇运动还应注意以下事项。

- 参加运动的种类、速度、强度、时间要因人而异，不勉强；
- 运动简单有效，有规律性，还要循序渐进，速度开始缓慢，以后紧慢适中运动量以中等强度为宜；
- 孕妇平衡性较差，运动时要注意预防跌伤。

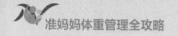

- 孕妇关节韧带松弛，运动时注意牵拉、伸展的速度和限度。

- 每次锻炼时穿轻便、宽松的衣服，在安静及通风良好的房间里练习。

- 要在结实的地面上锻炼。

- 掌握适度和适量的原则，运动量应逐渐增加，使准妈妈不感到疲劳为宜。运动中，如准妈妈感到疲劳、心跳加速、胸闷等不适时，应立即停止。

- 运动前解好小便，在运动前后和运动时适当补充水分。在运动时保持均匀的呼吸，不能屏气。避免猛力转身和用力过猛。

孕期建议的运动方案

1. 有氧运动

每天快走 20～30 min（中速），早上或傍晚或晚上一次持续快走 30 min，周六可换为游泳一次。

2. 抗阻运动

哑铃，10～15 次／组，2～3 组，隔天一次。

3. 柔韧性练习

如孕妇体操，可作为哑铃运动的热身 5 min。

表 3-7 孕期适宜的运动量

	运动量小	运动量大	运动量适宜
出汗	无汗	大汗淋漓	微汗
脉搏变化	无	加快，运动后 15 min 不能恢复	加快，运动后 15 min 能恢复
自我感觉	无	不适（头晕、眼花、胸闷、气喘、疲劳倦怠）	轻度疲劳
次日感觉	无	疲劳乏力	轻松愉快
脉搏监测法	平均＜ 170 - 年龄	平均＞ 170 - 年龄	平均 =170 - 年龄
谈话	一点都不喘	上气不接下气，不能与同伴交谈	微微气喘，但还能与同伴正常交谈

2 孕妇体操

【准备】舒缓轻柔的胎教音乐，一张靠背椅，孕妇坐椅子时坐大部分的椅面，后背笔直靠椅背，大腿打开放在椅子上呈水平状，利用膝关节使小腿和大腿呈直角。轻轻闭上双眼，找到自然、放松的呼吸，鼻吸鼻呼。吸气时，感受到胸廓的扩张，锁骨的拉宽，脊柱的延展；呼气时，感受到身体的放松。

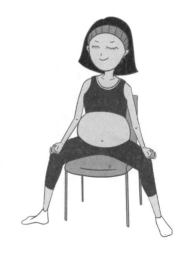

【注意】运动频率和强度，根据体能情况循序渐进，每个动作做
3 ~ 4 组。

【步骤】

（1）颈部运动

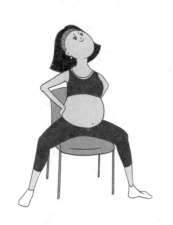

双手反向叉腰，大拇指抵着腋中线，手肘抵着点，其余四指托腰，吸气时，抬头。下巴指向天花板，同时双手肘向后夹；吐气时，低头，下巴去触碰胸骨，同时双手肘向前夹。

（2）抱球扩胸

双臂微微抬起，双手抬至胸前，近似于抱着 1 个大皮球，双肩下沉，好似腋窝间夹着 2 个乒乓球。指尖有力。吸气时，沉肩双手慢慢抬起至脸的前方，指尖始终有力。呼气时还原。

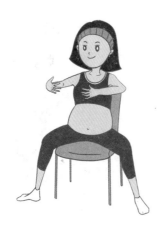
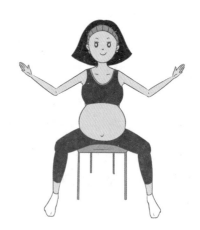

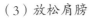

（3）放松肩膀

双手下垂，自然放于身体两侧，吸气时，肩膀耸高，夹紧身体；吐气时，舌尖顶上颚，发出"嘘"的声音（注意气息稳定连贯），伴随呼吸，肩膀自然下沉。

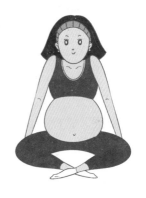

（4）牛面式扣手

右臂手向上屈手肘，将右手放于颈后部，左手从背后绕过去尽可能触碰右手，注意不要为了碰到而弯曲脊柱，顺势尽力而为。吸气时，双手打开，感觉要触碰后面的墙；呼气时，放松还原。再换一侧重复动作。

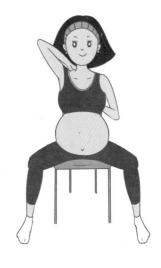

（5）上肢伸展

双手十指相扣，吸气时，双手举高，过头顶。肩膀向下沉。呼气时，推手下落，伸展脊背。

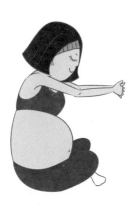

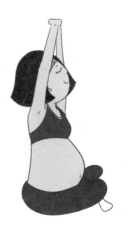

颈肩及开胸的练习，可以安神，缓解颈肩的紧张、乳房增大带来的不适，同时为泌乳做好准备。

（6）侧伸展式

左手叉腰，右手慢慢举高，肩膀远离耳朵，指尖有力。吸气时，右手向上延展，脊柱拉长，呼气时，脊柱侧弯，吸气向侧方伸展，呼气还原。再换一侧重复动作。该动作可以缓解肋间神经痛。

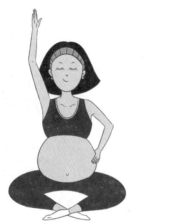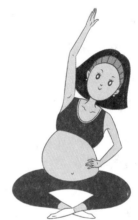

（7）折叠式伸展

孕妇和家属站立，面对面，双手搭于对方的肩膀。双腿打开，与肩同宽。吸气时，脊柱向上延展，同时，肩膀向下沉。呼气时，从骨盆折叠，推动着对方向后向下，身体与地面成水平状，抬头看向对方，注意不要弓背，轻轻压对方的肩膀，晃动骨盆。可以缓解增大的子宫对腰背的压力，改善腰背酸疼。同时给胎儿创造更多的空间，避免胎位不正的发生。

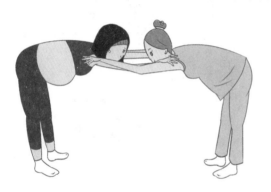

（8）骨盆伸展练习

面对椅背骑跨坐，手扶椅背。以坐骨结节为中心向前运动：吸气时，伸展脊柱，呼气时，骨盆折叠胸贴椅背；以坐骨结节为中心向后运动：吸气时，伸展脊柱，呼气时，从底尾骨开始，脊柱一节一节卷起来；以坐骨结节为中心旋转运动：吸气时，伸展脊柱，向前左旋转，呼气时，右边回来。近似于在座位上扭腰"画圈"。

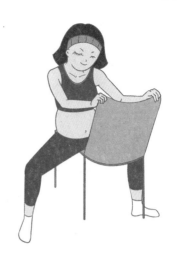

（9）弓步一

站立，手搭在骨盆上，右腿向后蹬一大步，两脚间有一条腿的距离，两脚尽可能平行，骨盆仍端平，吸气向上，呼气左脚呈弓步向下蹲，注意膝盖对着第二个脚趾的方向，但不超过脚趾，右脚伸直像棍子一样向后蹬踢墙，感觉到右小腿后侧肌肉群的紧张。再换一侧重复动作。

（10）弓步二

站立，左脚不动，右脚向侧迈腿一大步，脚尖指向右，两脚间有一条腿的距离，两脚呈"丁"字步，骨盆面向身体正前方，端平。吸气时，

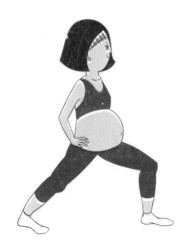

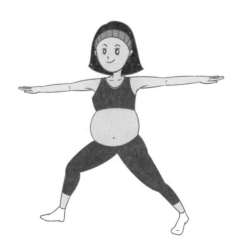

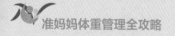
双臂侧平举向左右两边伸展，人像"大"字。呼气时，右脚呈弓步向下蹲，左脚伸直，转头看右手，注意膝盖对着第二个脚趾的方向，但不超过脚趾，感觉到大腿内侧肌肉群的紧张。再换一侧重复动作。

（11）跷脚式练习

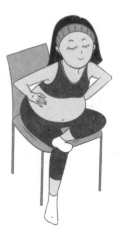

坐正，把右脚的侧面放在左大腿上，手搭在骨盆上，骨盆端平，大拇指在后，其余四指在前。吸气时脊柱向上伸展。呼气时。大拇指带动着骨盆向前向下，吸气抬头向前钻出来，呼气还原。再换一侧重复动作。

【结束】在音乐声中，休息放松

3 小哑铃抗阻力运动

【准备】1 kg 的小哑铃一对（如果没有可以用 500 ml 以上的灌满水的矿泉水瓶或饮料瓶代替），一张靠背椅，孕妇坐椅子时坐大部分的椅面，后背笔直靠椅背，大腿放在椅子上呈水平状，利用膝关节使小腿和大腿呈直角。

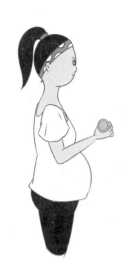

【注意】运动频率和强度，根据体能情况，循序渐进。每个动作做 2～3 组，每组 8～10 次。每组动作间休息 0.5 min，每个动作间，休息 2～3 min。

（1）小哑铃弯举

步骤：肩膀后缩下沉，双手自然下垂握住哑铃，拳心朝前，大臂贴紧身体，发力以肘关节为主弯曲手臂抬起哑铃，直至哑铃接近胸部位置，稍作停顿，缓慢卸力下落还原至起始位

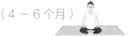

置，在最低点时不完全放松，手臂不完全伸直。

呼吸要点：弯曲时呼气，下落时吸气。

注意事项：上臂要夹紧身体，弯曲时，手腕不动，身体不要前后摆动借力。快提慢放。

（2）小哑铃侧平举

步骤：下沉肩部，双手自然下垂对握哑铃，拳心相对，举起哑铃，举至肘关节与双肩同高，同时小拇指位置略高于大拇指，以肩部为轴心，想象整条手臂与哑铃成为一个整体在做圆弧运动，下放时双臂缓慢往里合，而不是往下落。

呼吸要点：下放吸气，上举呼气。

注意事项：手臂不要锁死，手腕不动，不要耸肩，大臂不宜抬得过高，躯干不要晃动。快提慢放。

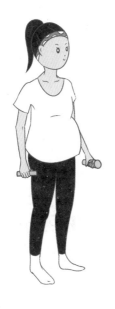
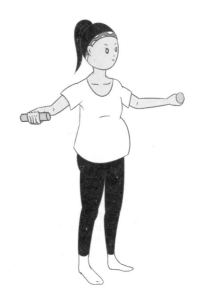

（3）小哑铃锤式弯举

步骤：肩膀后缩下沉，双手自然下垂对握哑铃，拳心相对，大臂贴

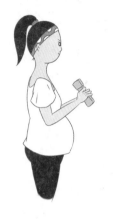

紧身体，发力以射关节为主，弯曲手臂抬起碰铃，直至题铃接近胸部位置，稍作停顿，缓慢卸力下落还原至起始位置，在最低点时不完全放松，手臂不完全伸直。

呼吸要点：弯曲时呼气，下落时吸气。

注意事项：上臂要夹紧身体，弯曲时，手腕不动，身体不要前后摆动借力。快提慢放。

（4）小哑铃正握前平举

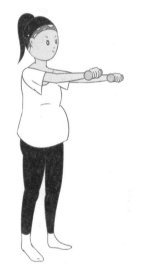

步骤：下沉肩部，双手自然下垂对握哑铃，拳心相对，向前举起哑铃，举至手臂与地面平行，拳心始终向下，同时小拇指位置略高于大拇指，以肩部为轴心，想象整条手臂与哑铃成为一个整体在做圆弧运动。

呼吸要点：上举哑铃呼气，下放吸气。

注意事项：手臂不要锁死，手腕不动，不要耸肩，大臂不宜抬得过高，躯干不要晃动。快提慢放。

五、与体重管理有关的因素——生活方式

1 饮食日记

坚持写孕期饮食日记听起来似乎很复杂，但只需几天尝试记录每

日早、中、晚餐和加餐的饮食内容，准妈妈就能帮助自己了解每一天所吃进的食物，了解自己的孕期饮食习惯，有助于及时调整并做出改进，合理控制孕期体重增长，这并不是一件太难的事情。况且今后和宝宝一起分享日记，也是一段美好的记忆呐。

那么，饮食日记该怎么写呢？

我们建议边吃边写。吃完马上就记录，不要等着睡着了再回忆今天都吃了什么，更不要在一周结束的时候才去回忆，把日记变成周记。

然后是尽量细致地记录下来。我们建议把孕期的饮食日记放在包里，把你吃过的食物，喝过的水都记录下来。除了一日三餐，还有加餐的零食小吃，食物中的材料，最好也记录下来。比如面包里是否有果酱、蛋糕上是否有奶油、泡芙里是否有卡仕达酱、甜甜圈上是否有巧克力等，这类最容易被忽略的细节，对孕期健康却有着很大的影响。

孕期饮食日记是写给自己看的，准妈妈要遵循实事求是的原则，没人会因为写日记的内容而指责你，所以准妈妈不要为了写而写，有些根本没做到的不要欺骗自己，假装自己的孕期饮食很健康，否则会失去记录的意义。

通过每周的饮食日记，准妈妈能发现自己有哪些孕期饮食习惯了吗？是不是很多次你并没有很饿就吃东西了，或者不开心时、紧张时，你又暴饮暴食了几次？你有没有每日按时喝水？你有没有缺少某类孕期必需营养食物的摄入呢？及时总结有利于准妈妈及时发现饮食中的问题，不妨列出下个周期的孕期饮食目标，看看哪些是你该多做或少做的，哪些需要改变或只要保持就行了。

2 记录体重

孕妇的体重增加对胎儿发育有重要意义，但不管是饮食控制，还是运动，摄入和消耗的能量都很难准确计算，因此，准妈妈需要做好体

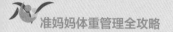
重监测，并和推荐的体重增长标准进行比较，然后根据比较的结果来调整饮食和运动。

我们对准妈妈做记录体重的工作有如下的建议：

● 每周固定一天进行称量，现在很方便，不用每次用纸笔记录了，可下载某些手机软件来记录和观察自己的体重数据。

● 称量的当天最好固定一个时间，建议在清晨，排空膀胱，尽量在相同条件下，内衣、内裤、赤脚。因为如果穿衣穿鞋不一样，那会影响测的准确度，就不能及时反映胎儿和孕妇体重的变化情况。

● 孕中期和孕晚期的体重会飞速增长，每周胎儿成长速度在 0.3g 左右，准妈妈自备的体重秤最好是电子秤，精确到小数点之后，这样可以时时观察，保证整个孕期增加的体重在合理范围内，并根据体重变化随时对饮食加以调整。

3 体重增长曲线

妊娠阶段大概是女性一生中唯一会因体重逐渐上升（详见附录 3 孕期体重增长参照表）而感到喜悦的一段日子，慢慢感受体内有个神奇的小生命正在茁壮成长。虽然如此，相信准妈妈一定也很想知道"怀孕期间体重到底该怎么变化？我的体重增加得太多还是太少？增加多少才算是正常？"这些问题的答案。

孕期，准妈妈体重的增加主要来自两个方面：一是胎儿、胎盘和羊水的重量；二是母体子宫、乳房的增大，血容量的增加和水分额外潴留及皮下脂肪沉积的重量。孕妇体重增加是进行性的。当然，十月怀胎，体重的增加并非按照时间顺序均分。对于孕前 BMI 正常的准妈妈，孕期体重增长在 11.5 ~ 16 kg。孕早期 3 个月，理想的体重增加在 2 kg 左右。不过，有些孕妇因为严重早孕反应和食欲减退，此阶段体重会减轻，不用太担心。因为，很少有孕妇在早孕反应期能做到书本上讲的那样均衡进食。而且，此时期的胚胎重量极小。对于大多数体重正常的妇女并不用太在意孕早期3个月体重的变化。从怀孕第四个月起，体重增加的速度开始明显，孕中期增重约5 kg。孕晚期增重约6 kg，平均每周增加不应超过0.5 kg。

准妈妈需要注意，孕期体重异常的变化可能会与妊娠相关疾病以及胎儿的生长发育密切相关。如果准妈妈体重增加太多，可能会出现妊娠相关问题，如妊娠期糖尿病、高血压等，同时过重的宝宝还可能增加难产风险。反之，如果体重增加太少，可能会出现胎儿生长缓慢、死胎。由此可见，关注体重增长至关重要，只有遵循孕期体重增长曲线的规律，保持适宜的体重增长，方能保证妈妈和宝宝的健康。如前文所说，准妈妈通过每周测量自己的体重，就能绘制出自己的体重增长曲线，从而动态地观察其变化，合理地指导控制体重的增长，预防母儿疾病。

4 了解食物里的"卡路里"，吃得明明白白

不要因为怀孕就让自己有了理由"胃口大开"，这时候你吃下的任何东西、做的任何选择，都是你和肚子里的宝宝2个人共同承担的。大约从4个月起，准妈妈可以感受到胎动，这是宝宝在和妈妈亲密联系，提醒妈妈自己的存在。所以，准妈妈更要谨慎地挑选吃进嘴里的食物，对于该忌口的食物，一定要坚持拒吃；而给宝宝最好的爱，就是不偏食任何一种营养，同时要只摄取健康的食物。准妈妈怎样才能合理安排饮食，使摄入的食物热量限制在适当范围内？了解每种食物的营养价值和热量是一个不错的技能，可以让准妈妈吃得更明白，才能更好地控制自己的体重。

例如：每100 g苹果 ≈ 209.2 kJ（50 kcal），含丰富的果胶，可帮助肠

胃蠕动和排除体内毒素，还可以降低热量吸收。每 100 g 番茄 ≈ 146.5 kJ（35 kcal），含丰富的维生素 C、维生素 E 以及番茄红素、叶酸、类胡萝卜素和纤维素，是"糖妈妈"的保健水果。准妈妈可以下载食物热量换算 APP，计算每日摄入食物的卡路里，控制热量的摄入。

当然，在实际应用中，要将食物热量精确计算出来是很难的，大多数时候我们会采用近似值的方法：食物交换份，也就是提供 376.56 kJ（90 kcal）能量的各类食物重量。在制订食谱时，同类食物之间可以进行灵活互换。只要不增加总能量、总脂肪量，可以选择多种食物。应该注意的是，一天内凡是吃进的食物都要计算在总热量之内。例如吃了一些花生米、一把瓜子，都要计算在总热量之内。20 粒花生产生的热量，相当于 10 g 油或 50 g 瘦肉或 35 g 馒头的热量。通过熟悉食物交换份的应用，日常饮食可以比较自由地安排，准妈妈方可"明明白白地吃"（表 3-9 ~ 表 3-13）。

表 3-9　中国食物交换份的四大类（8 小类）食物交换份

组别	类别	每份重量（g）	蛋白质（g）	脂肪（g）	碳水化合物（g）	主要营养素
谷薯组	谷薯类	25	2.0	—	20.0	碳水化合物、膳食纤维
菜果组	蔬菜类	500	5.0	—	17.0	无机盐、维生素、膳食纤维
	水果类	200	1.0	—	21.0	
肉蛋组	大豆类	25	9.0	4.0	4.0	蛋白质、脂肪
	奶制品	160	5.0	5.0	6.0	
	肉蛋类	50	9.0	6.0	—	
油脂组	硬果类	15	4.0	7.0	2.0	脂肪
	油脂类	10	—	10.0		

表 3-10 谷薯组食物交换代量表

食品	重量 /g	食品	重量 /g
大米、小米、糯米	25	绿豆、红豆、干豌豆	25
燕麦片、荞麦面	25	干粉条、干莲子	25
高粱米、玉米渣	25	油条、油饼、苏打饼	25
各种挂面、龙须面	25	烧饼、烙饼、馒头	35
面粉、玉米面	25	生面条、魔芋生面条	35
混合面	25	咸面包、窝窝头	35
土豆、山药	125	鲜玉米	200

表 3-11 果蔬组食物交换代量表

食品	重量 /g	食品	重量 /g	食品	重量 /g
大白菜、圆白菜	500	白萝卜、青椒、冬笋	400	柿子、香蕉、荔枝	150
韭菜、茴香、菠菜	500	茭白、南瓜、花菜	350	梨、桃、苹果	200
芹菜、莴苣、油菜	500	扁豆、洋葱、蒜苗	250	桔子、橙子、柚子	200
西葫芦、番茄、冬瓜	500	荷兰豆、四季豆	250	猕猴桃（带皮）	200
黄瓜、茄子、丝瓜	500	胡萝卜	200	李子、杏、樱桃	200
芥蓝菜	500	山药、荸荠、莲藕	150	葡萄（带皮）、菠萝	200
苋菜、雪里蕻	500	次菇、百合、芋头	100	草莓、杨桃	300
绿豆芽、鲜蘑菇	500	毛豆、鲜豌豆	70	西瓜	500

表3-12 肉蛋豆乳交换代量表

食品	重量/g	食品	重量/g	食品	重量/g	食品	重量/g
熟火腿	20	鸡蛋	60	腐竹	20	奶粉	20
香肠	20	鸭蛋	60	大豆粉	25	奶酪	25
肥瘦猪肉	25	松花蛋	60	豆腐丝	50	牛奶	160
熟叉烧肉	35	鹌鹑蛋(6个)	60	豆腐干	50	羊奶	160
午餐肉	35	鸡蛋清	150	北豆腐	100	无糖酸奶	130
瘦猪肉	50	草鱼、鲤鱼	80	南豆腐	150		
牛、羊肉	50	甲鱼	80	豆浆	400		
带骨排骨	50	大黄鱼	100				
鸭肉、鹅肉	50	鳝鱼、鲫鱼	100				
兔肉	100	虾、鲜贝	100				
熟酱牛肉	35	蟹肉、鱿鱼	100				
熟酱鸭	35	水浸海参	350				

表3-13 油脂交换代量表

食品	重量/g	食品	重量/g
花生油、香油	9	猪油	10
玉米油、菜籽油	9	牛油	10
豆油、麻油	9	羊油	10
核桃、松子	15	黄油	10
杏仁、花生米	15	芝麻酱	15
葵花子(带壳)	25	西瓜子(带壳)	40
南瓜子	30		

5 选择在家里和朋友见面

养成良好的生活规律非常重要，如果经常和朋友在外面餐厅用餐，或者在甜品店吃下午茶，准妈妈总是避免不了吃一些辛辣上火的食物，还会过多摄入脂肪和糖分含量高的食物，喝带甜味的饮料和进食很多甜品，这些都容易引起体重猛增。建议准妈妈在家和朋友见面或聚会时，可以选择新鲜的蔬菜水果，喝低脂或脱脂的牛奶，多喝水，饮料选择不甜的如柠檬水、百香果水、黄瓜水等。

如果受邀到朋友家做客，我们不会辜负美意，总是会客气地吃下对方准备的所有食物，于是体重自然也会增加。准妈妈不妨邀请朋友来自己家里做客，不仅方便自己做饮食的选择，还可以避免吃过多过杂的食物。

准妈妈即将为人母，心情一定很快乐，选择在家和亲友、闺蜜一起动手准备婴儿用品，自己亲自制作，参与其中，会让你无暇吃零食，吃点心。

在家只要有饥饿感，准妈妈可以选择外出散步，一旦分散了注意力，就能减少吃东西的欲望。

与其在外面购买零食，准妈妈不如自己在家动手做，选择做一些低脂、低糖、高纤维的点心来满足自己的口欲，又健康，又健身，好吃看得见。

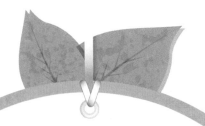

第四章

增长迅速的
孕晚期（7 ~ 9 个月）

　　孕晚期准妈妈体重增加 5 ~ 6 kg，即每周约增加 0.4 kg。孕晚期孕妇体重的增加主要是胎儿发育长大的原因，胎儿、胎盘增重及羊水增加都会导致孕妇体重上升。孕晚期体重增长过多仍和妊娠期并发症如高血压、糖尿病等密切相关。

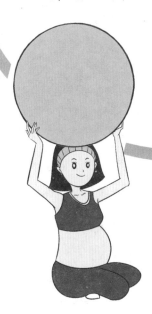

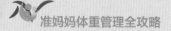

一、与体重管理有关的数值

1 孕晚期体重增长的特点

孕晚期准妈妈体重增加 5 ～ 6 kg，即每周约增加 0.4 kg。孕晚期孕妇体重的增加主要是胎儿发育长大的原因，胎儿、胎盘增重及羊水增加都会导致孕妇体重上升。

> **妈妈孕期增重≠宝宝健康**
>
> 以前，人们误认为孕妇的体重增加得越多越好，因为体重增得越多胎宝宝就会越健康。现在，大家开始意识到孕妇的体重增加过多，营养过剩，容易引起巨大儿和难产，多数孕妇不再"胡吃海喝"，开始注重均衡饮食。使整个孕期体重增长控制在 12.5 kg 左右。孕晚期每周增重不应超过 0.5 kg。良好的体重控制不仅能降低剖宫产率，而且大大减少阴道分娩的过程中对产妇及新生儿所造成的危害。

体重控制为何在孕期如此重要？过去被认为"一人吃两人补"的观念，使许多孕前节制饮食的女性，到怀孕之后食欲解禁，体重也会跟着直线上升，不止腰围快速膨胀，同时皮下脂肪大量囤积，皮下结缔组织裂开形成妊娠纹，也容易导致胎儿过大而难产，同时孕期肥胖、高血压、糖尿病的发生率大为上升。

为什么这一系列风险都是续贯发生的呢？因为肥胖者机体中存在较

高的葡萄糖不耐受性以及胰岛素抵抗性，再加上脂肪细胞肥大，因此单位面积细胞当中的胰岛素受体就会相对减少，从而导致患者机体对胰岛素不敏感，致使血糖升高，发生妊娠糖尿病。另一方面，脂质代谢紊乱以及一氧化氮合成下降会对前列腺素 E2 的分泌及合成造成影响，进而增加外周血管所受到的阻力，导致血压升高。

同时孕期体重过多增长的孕产妇其腹壁的脂肪较厚，因此容易导致膈肌和腹壁肌收缩乏力，容易在生产过程中出现疲劳和宫缩乏力，进而导致产程延长。此外，由于盆底组织过厚，再加上外阴部的脂肪堆积，会导致胎头下降受到更大阻滞，提高剖宫产率。因此必须加强孕前保健指导，使孕产妇能够保持健康的体重指数，并对其孕期体重增长进行个体化的规划，提高围生期保健水平与质量。

2　孕晚期准妈妈的变化

（1）肌肉紧张疲劳感加重

胎宝宝在为出生做准备的同时，准妈妈的身体也在为适应分娩而进行着各种变化。随着胎儿慢慢变大，准妈妈的身体重心随之改变，背部的肌肉紧张使得疲倦感更明显，甚至走路都感到双腿沉重。子宫增长以及胎头下降时，准妈妈除了感到尿意频繁，腿部的负担增加外，有些还会感觉到关节胀痛、骨盆和耻骨联合处的酸疼。由于增大的腹部使准妈妈更容易疲惫，但最好不要总在床上躺着，此刻的准妈妈仍要坚持适当的活动，以增进消化功能，缓解便秘和痔疮。

（2）皮肤黏膜色素沉着加深

准妈妈的乳晕颜色加深，乳头增大，由于色素沉着，乳头变暗甚至发黑，也更易勃起；准妈妈的外阴部出现充血现象，大小阴唇色素沉着。

（3）妊娠纹出现增多

胎儿体重增加，准妈妈腹部皮肤张力变得更大，造成皮肤的弹力纤

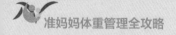

维断裂，出现紫色或淡红色不规则平行略凹陷的条纹，这就是妊娠纹，宝宝出生后就逐渐变成白色。通过适当的锻炼和避免体重增加过快，可以减少妊娠纹出现的概率。

（4）手脚水肿

到了孕晚期，部分孕妇会发现自己的手脚出现了水肿问题，这是由于怀孕后体内的内分泌发生了变化，造成体内水钠潴留，同时增大的子宫会压迫到盆腔血管，影响四肢的血液循环，导致孕妇出现手脚水肿。准妈妈要注意不要长时间站立和坐立，可以多按摩一下水肿部位，适当抬高下肢，能促进身体的血液循环，也能缓解水肿问题。

如出现明显双下肢水肿，甚至出现会阴部水肿，则需考虑妊娠期高血压相关疾病，密切产检监测血压及尿蛋白情况，如出现头晕头痛或眼花等不适，也需要及时去医院就诊。

（5）尿频及便秘会加重

子宫进一步增大，胎儿头部入盆，孕妈妈的尿频症状会更明显。同时胃肠道的压迫感更明显，更容易产生便秘和痔疮。

（6）出现宫缩的频率增多

到了孕晚期，宫缩发生的频率会增加，但大部分不伴有腹痛的感觉，也没有阴道流血或流液。这种孕晚期出现不规律的肚子发紧是一种假性宫缩，是子宫在变大的缘故，不必过于担心。随着预产期的推进，假性宫缩会慢慢变成有规律的宫缩，这时要及时来院就诊，小宝宝就快要出生了。

虽然准妈妈身体的不适较之前有所加重，但在整个孕期最后的"冲刺"阶段，一定要继续放松心情，坚持到底才是胜利！

3 孕晚期胎宝宝的变化

孕 28 周后即进入孕晚期，孕晚期胎儿体重增长更快了。

（1）孕 28 周

胎儿体重已达 1 100 ～ 1 300 g，身长为 35 ～ 36 cm。他的眼睛既能睁开也能闭上，已经形成了自己的睡眠周期，他的睫毛已经完全长出来了。有时候，他甚至会把自己的大拇指或其他手指放到嘴里去吸吮。这时的胎儿活动得比较频繁，他会用小手、小脚在妈妈的肚子里又踢又打，有时还会自己翻个身，把妈妈的肚子顶得一会儿这里鼓起来，一会儿那里又鼓起来。当然，也有的宝宝相对比较安静，动作幅度相对小一些。

（2）孕 29 周

胎儿对外界的刺激反应也更为明显，宝宝的头部随着大脑的发育而增大。胎儿身长 36 ～ 37 cm，体重 1 300 ～ 1 500 g，宝宝的肌肉和肺正在继续成熟，皮下脂肪也初步形成，看上去显得圆润了些，不再像个小老头了，手指甲也已经很清晰。这时宝宝的大脑发育迅速，头也在增大，听觉系统也发育完成。此时如果有光亮透过妈妈的子宫壁照射进去，胎儿会睁开眼睛并把头转向光源，说明胎儿的视觉发育已相当完善。

（3）孕 30 周

胎宝宝占据子宫的空间越来越多，羊水也会有所相对减少。本周胎儿的身长 37 ～ 38 cm，重 1 500 ～ 1 700 g。胎儿头部还在增大，大脑和神经系统已经发达到一定的程度，皮下脂肪继续增长。男宝宝的睾丸这时正在从肾脏附近的腹腔，沿腹股沟向阴囊下降的过程中，女宝宝的阴蒂已突显出来，但并未被小阴唇所覆盖，要等到出生前的最后几周才会完成。

（4）孕 31 周

胎儿肺部和消化系统已基本发育完成，本周胎儿的身长 38 ～ 39 cm，重 1 600 ～ 1 800 g。现在宝宝的眼睛开始有颜色了，但

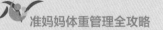

出生后 6 ～ 9 个月才能显出真正的颜色，这是因为眼睛里的色素需要见光才会显出真正的颜色。他的眼皮常常在清醒活跃时睁开，在睡觉时闭上。

（5）孕 32 周

宝宝的身长为 40 cm 左右，体重为 1 700 ～ 1 900 g，皮下脂肪丰富，皱纹减少，看上去更像一个婴儿了。由于宫腔容积的限制，胎儿不能像原来那样在妈妈肚子里翻筋斗了。此时宝宝的各个器官继续发育完善，肺和胃肠功能已接近成熟，已具备呼吸能力，能分泌消化液。宝宝已能将头从一边转向另一边，内脏器官正在发育成熟，脚趾甲全部长出，头发仍在生长。宝宝每日有 90% ～ 95% 的时间是在睡眠中度过的。

（6）孕 33 周

胎儿的呼吸系统和消化系统发育已经接近成熟。宝宝现在头骨很软，每块头骨之间有空隙，但身体其他部位的骨骼已经变得很结实，胎儿的皮肤也不再又红又皱了。

（7）孕 34 周

胎儿身长 42 ～ 43 cm，体重 2 100 ～ 2 400 g。宝宝的免疫系统正在发育以抵御轻微的感染。他的手指末端非常小，但指甲锋利。大部分宝宝已经能形成并保持胎头向下的位置，但是有少部分胎儿仍会有胎位不正的情况。

（8）孕 35 周

胎儿体重可能超过 2 500 g，身长约 45 cm。他在妈妈的肚子里越长越胖，皮下脂肪开始增加，这将在他出生后起到调节体温的作用，皮肤皱纹减少，颜色呈玫瑰色。胎儿内脏及性器官发育齐全，已具备呼吸和吸吮的能力，听力也已经充分发育。妈妈应多和宝宝说说话，放些令人轻松愉快的音乐。实验证明细而高的音调更能吸引胎儿或婴儿的注意。

（9）孕36周

胎儿有2 500～2 800 g重，身长为45～47 cm。这周胎儿的指甲又长长了，可能会超过指尖。两个肾脏已发育完全，他的肝脏也已能够处理一些代谢废物。每当胎儿在你腹中活动时，他的手肘、小脚丫和头部可能会清楚地在你的腹部凸显出来，这是因为此时的子宫壁和腹壁已变得比较薄了。因此会有更多的光亮透射进子宫，这会使胎儿逐步建立起自己每日的活动周期。

（10）孕37周

胎儿体重2 700～3 000 g，身长48～50 cm。肺和其他呼吸器官都已经发育成熟。医生会在每周一次的产检中检查胎儿是否已经入盆。

一般在这周后胎儿大多已经固定。如果胎位不正，自动转为头位的机会就很少了，若无法纠正，臀位或横位的胎儿，则很多需要剖宫产分娩。

（11）孕38周

胎儿体重有3 000 g左右，身长50 cm左右。心、肺、肝为首的循环、呼吸、消化器官等已全部形成。胎儿的头发长到2 cm左右，胎儿身上覆盖着的一层细细的绒毛，大部分白色的胎脂逐渐脱落，皮肤皱纹逐渐消失。这些分泌物会被胎儿随着羊水一起吞进肚子里，在肠道中，渐渐变成黑色的胎便，在胎儿出生后排出体外。

（12）孕39周

胎儿的所有器官已发育成熟，尤其是肺。胎儿的肌肉还在继续生长，这些脂肪储备将会有助于宝宝出生后的体温调节。胎儿的头部已进入骨盆入口。

（13）孕40周

大多数的宝宝会在这周和妈妈见面，但这并不绝对，提前3周或推迟1～2周都是正常的。据统计，真正能准确地在预产期出生的婴儿只有5%。

此时，胎宝宝平均体重在 3 000 ~ 4 000 g，男孩往往比女孩稍微重一点儿，身长大概有 51 cm。胎儿内脏和神经系统功能已经健全，手脚肌肉发达，富有活力。胎儿的胸部会变得更凸出。胎儿的感觉器官和神经系统可对母体内外的各种刺激做出反应。

4 我的体重管理记录

孕晚期仍需要继续监测每周体重的增长。孕晚期体重增长过多仍和妊娠期并发症如高血压、糖尿病等密切相关。部分体重增长过快的孕妇可能与水肿的发生有关，对于这部分孕妇需密切监测血压及尿蛋白等情况，以避免严重并发症的发生（表 4-1）。

表 4-1　孕晚期体重管理记录单

孕　周	第 28 周	第 29 周	第 30 周	第 31 周	第 32 周	第 33 周	第 34 周
周（　）体重（kg）							
每周体重增长（kg）							
是否出现水肿							
孕　周	第 35 周	第 36 周	第 37 周	第 38 周	第 39 周	第 40 周	第 41 周
周（　）体重（kg）							
每周体重增长（kg）							
是否出现水肿							
1 周饮食评估	可包括营养均衡 - 蛋白质充足 - 糖含量摄入 - 水摄入 - 早餐 - 午餐 - 晚餐评估						
其他备注							

注：建议每周固定 1 日的早上或晚上进行体重测量 / 空格内填周一或周二等

二、与体重管理有关的疾病

1 孕期体重增加过多会出现哪些情况

孕期如体重增加过多会对准妈妈和胎宝宝都有不良影响：准妈妈可能会发生肥胖症，肥胖会增加难产和血栓性疾病的风险，同时妊娠期高血压、妊娠期糖尿病的发病风险也明显增加；胎宝宝发生巨大儿的概率则明显增加。

（1）对胎宝宝增加巨大儿发生概率

胎儿出生体重达到或超过 4 000 g，称为巨大儿。巨大儿对准妈妈和胎宝宝都有不良影响。巨大儿临产后容易导致产程延长，胎头下降缓慢，使妈妈难产率增加，阴道助产率及剖宫产率均增加。阴道分娩者发生肩难产的概率也增加，肩难产往往发生突然，情况紧急，如处理不当或失败，母亲可发生严重的软产道损伤甚至子宫破裂，对新生儿的危害更大，可能造成新生儿颅内出血、锁骨骨折、臂丛神经损伤及麻痹，新生儿窒息甚至死亡。另外，由于巨大儿使子宫过度扩张，产后易导致产后出血及感染。

（2）如何预防巨大儿

巨大儿的发生与糖尿病、营养、遗传、环境等因素有关。

● 糖尿病：糖尿病孕妇巨大儿的发生率 26%，而无糖尿病孕妇的发生率仅为 5% ～ 8%。

● 营养与孕妇体重：孕妇孕前体重与巨大儿有关，孕前超重或肥胖的孕妇巨大儿发生率增加，当孕前体重指数 BMI 大于 30 kg/m² 时，巨大儿的发生率会明显增加；孕期营养过剩，体重增加过多等均可发生巨大儿。所以，巨大儿的预防关键在于体重管理和孕期营养，准妈妈们孕前就要关注和管理好体重，肥胖者减轻体重后再怀孕。孕期根据医生推荐的增重标准，合理营养，控制体重增长，"糖妈妈"则要将血糖控制好，控制好整个孕期的饮食和体重增长，控制好血糖，是预防巨大儿发生的关键。

2 孕期体重增加过少会影响宝宝生长发育

孕期体重增加过少，营养跟不上需求，也会对宝宝产生不利影响，可能会出现小于胎龄儿，甚至胎儿宫内生长受限。

胎儿过小又称胎儿宫内生长受限（FGR）或小于胎龄儿，小于胎龄儿指胎儿的生长体重小于相应孕龄的第 10 百分位（SGA），某些 SGA 胎儿发育完全正常，为体质性 SGA，非病理性。而胎儿生长受限（FGR）是 SGA 的亚组，指因母亲、胎盘或胎儿的病理原因导致胎儿生长显著受损，胎儿的出生体重低于同孕龄同性别胎儿平均体重的两个标准差或第 10 百分位数，或孕 37 周后胎儿出生体重小于 2 500 g。FGR 发生后，其新生儿的近期和远期并发症发生率均明显升高。近期并发症主要有新生儿窒息、新生儿低体温、新生儿低血糖、红细胞增多症等；远期并发症主要有脑瘫、智力障碍、行为异常、神经系统障碍；成年后心血管疾病、糖代谢异常、高血压、向心性肥胖、血脂异常等的发病率也较正常新生儿增高。

胎宝宝的体重与准妈妈的身高、孕前体重、怀孕时的年龄以及胎产次等均有关。如准妈妈身材矮小，孕前体重指数低、怀孕时年龄过小或过大，发生 FGR 的机会均会增高。所有影响子宫和胎盘血流灌注的妊娠并发症，如准妈妈严重贫血、严重心脏病、严重营养不良、长期低氧血症、妊娠期高血压疾病等，均可导致 FGR。准妈妈大量吸烟、酗酒、滥用药物等不良嗜好，也会使 FGR 的发生机会增加。胎儿的生长发育还与胎盘和脐带有关，各种胎盘病变，脐带异常等也可导致胎盘血供不足或影响胎儿获得营养，引起 FGR。

胎儿的体重和生长发育除了与母亲因素，胎盘脐带因素有关外，还与胎儿本身有关。胎儿如果染色体异常，可以表现为 FGR，约有 10% 的 FGR 患染色体疾病。胎儿宫内感染也可致 FGR，如感染风疹病毒、巨细胞病毒、弓形虫、梅毒螺旋体等，多胎妊娠、双胎输血综合征等也可导致 FGR。

孕期发现 SGA 后，应首先排除胎儿畸形，排除后尽早开始积极治疗。准妈妈需要纠正不良生活习惯，如吸烟、酗酒、滥用药物及接触有害物质等，加强营养，并注意营养均衡。多取左侧卧位卧床休息，左侧卧位可增加子宫胎盘血流量，改善胎儿供氧。同时，如准妈妈有并发症需积极治疗。每日 2～3 次的面罩吸氧也有帮助。补充锌、铁、钙、维生素 E 及叶酸，静脉点滴复方氨基酸，可改善胎儿营养供应，但要及早治疗，孕 38 周以后胎盘绒毛间隙的血管逐渐关闭，所以到孕 38 周再治疗已无法纠正 FGR。FGR 宝宝对缺氧 耐受性差，容易发生胎儿宫内缺氧、胎儿宫内窘迫，因此孕期要加强胎儿宫内监护。如果胎儿宫内情况良好，胎盘功能正常，经治疗有效，准妈妈无并发症者，可在严密监护下继续妊娠至足月。如果出现胎儿宫内窘迫，胎盘功能减退，母亲妊娠并发症加重，继续妊娠对妈妈和宝宝均不利的时候，则需提前终止妊娠，宝宝出来后做好新生儿复苏的准备。

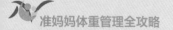

三、与体重管理有关的因素——营养

1 均衡饮食是"王道"

常常有准妈妈咨询营养师"我要吃什么才能有足够营养？"事实上，这个世界上没有一种食物可以满足人体所有的营养需求，而只有均衡饮食才能给人体所需的最全面的营养。所以多样化的食物品种，合理的搭配才是"营养界的王道"。

（1）荤素均衡

每日 300 ~ 500 g 蔬菜和 200 ~ 250 g 荤菜。肉多了会胖，光吃肉再多的蛋白质也只会变成身体的负担。相反，蔬菜也不是多多益善，只吃素则优质蛋白质无法保证，母亲不仅容易出现营养不良，胎宝宝也可能会发育迟缓。

神奇的 DHA——为宝宝大脑发育加分

DHA 是一种对人体非常重要的不饱和脂肪酸，属于 ω-3 不饱和脂肪酸家族中的重要成员。

DHA 是神经系统细胞生长及维持的一种主要成分，是大脑和视网膜的重要构成成分，对胎儿、婴儿智力和视力发育至关重要。

DHA 能优化胎儿大脑锥体细胞的磷脂构成成分。在促进脑细胞发育、脑神经纤维延伸、增加脑容量、提升大脑的信息处理速度方面拥有不可取代的优势。

DHA 让宝宝眼睛更"明亮"。古语说"耳聪目明"，现代科学研究发现人类大脑获得的信息，有 60% 以上来自与视觉，因此视觉功能的好坏直接影响宝宝的智力发育。

DHA 作用发如此重要，准妈妈在孕期要多食用富含 DHA 的食物。

（2）粗细均衡

我们常说粗粮好，但其实粗粮和细粮也是有比例的哦。一般我们建议每日粗粮的比例应在 1/3～1/2。粗粮可以控制体重，给我们更多的饱腹感，也含有更多的膳食纤维和维生素，但如果全都是粗粮，则口感较差，消化道负担较重，且可能会干扰钙铁锌的吸收。

孕期更要维护肠道健康

短链益生元（GOS）短链在大肠前端发挥作用，为有益菌提供养分、改善肠道的消化吸收功能。

长链益生元（PDX）长链在整个大肠中发挥作用，促进有益菌繁殖，带来全面肠道健康。

孕妈妈由于激素水平的变化使得肠道蠕动减慢，同时，逐渐增大的子宫也会压迫肠道导致蠕动变慢，再加上孕期蛋白质摄入量增加，膳食纤维摄入不足，导致很多准妈妈便秘。长短搭配的益生元可以作用于全肠，两者相互协作，可以促使身体里有益菌大量繁殖，促进肠道蠕动，有效缓解孕期肠胃不适以及便秘的情况。

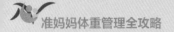

（3）其他

除此以外还包括蔬菜当中叶菜、瓜茄类、菌菇类的搭配（"321 模式"，即 3 份叶菜、2 份瓜茄类和 1 份菌菇类），不同颜色的蔬果的搭配（深色一半以上，浅色一半以下），不同荤菜的搭配（水产品、禽类、畜类、蛋类尽量每日保证 2 ~ 3 种以上）。

2 科学补铁不贫血

对于准妈妈来说，贫血是一个不可忽视的大问题。宝宝从出生到满 6 个月开始添加辅食前，身体所需的绝大部分铁都来自在妈妈肚子里这段时间的储存，所以说不管是为了纠正已经出现的贫血还是为了预防还未出现的贫血问题，补血这件事儿都不容忽视。

补血吃点什么？很多人听到这个问题，首先想到的就是红枣桂圆阿胶当归这老四样，但其实他们混淆了很重要的一个概念，就是中医所谓的"补气血"和纠正贫血所谓的"补血"的关系。虽然这两个概念只是一字之差，但意义却大相径庭，指望多吃这些"补气血"的食物来纠正贫血绝对是指望不上，也没什么效果的。

要真正起到"补血"作用还得以补铁为上策。一般含铁丰富的食物中，容易被人体吸收的是那些动物内脏、动物血、红色瘦肉里的铁，而植物型食物如黑木耳、芝麻等，其含铁量虽高，但吸收率易受膳食因素的影响，往往补充效果不够理想。以往认为含铁量很高的菠菜，含铁不多，吸收率较差，且菠菜里的草酸还会阻碍人体从其他途径吸收铁。因此，选择正确的补铁食物非常重要（表 4-2）。

表4-2　食物铁含量表（每100g中含）

食物	铁含量（mg）	食物	铁含量（mg）
鸭血	30.5	黑木耳（干）	97.4
猪肝	22.6	芝麻	22.7
蛋黄	6.5	赤小豆	7.4
猪肾	6.1	菠菜	2.9
牛肉	3.4	枣（干）	2.3

3 专业营养师3天推荐餐单

见表4-3。

表4-3　营养师推荐菜单

	DAY1	DAY2	DAY3
早餐	菜肉馄饨 白煮蛋 低脂牛奶	金枪鱼三明治 蔬菜鸡蛋色拉 低脂牛奶	坚果麦片粥 西红柿炒鸡蛋 低脂牛奶
早点	小核桃 猕猴桃一个	碧根果 车厘子	开心果 草莓
午餐	山药炖鸡 麻酱茄子 清炒空心菜 鲫鱼豆腐汤	金针菜炖牛腩 山药木耳 炒包心菜 萝卜丝蛤蜊汤	清炒虾仁 香茜小素鸡 白灼西生菜 萝卜炖牛腩
午点	烤红薯 无糖酸奶	蒸南瓜 无糖酸奶	玉米棒 无糖酸奶
晚餐	白灼基围虾 松仁粟米 香菇菜心 牛肉罗宋汤	栗子黄鳝 葱油莴笋 炒蓬蒿菜 菌菇汤	白切鸡 清炒荷兰豆 白灼广东菜心 滑子菇味噌汤
晚点	苏打饼干	全麦切片	杂粮窝窝头

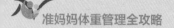

蒸焖炖煮来控油

孕期很多妈妈会抱怨"我明明吃得并不多，可是为什么体重还是蹭蹭蹭地往上涨，这究竟是怎么了？"甚至有妈妈为了控制体重，只吃素不吃荤，可是体重还是控制不好。这很有可能是因为你的烹调方式不对。中国营养学会建议大家每日烹调用油的量应控制在 30 g 以下，这个标准对于很多中国家庭来说其实是比较严格的。我们姑且不论煎炸等用油量极高的烹调方式，光是炒菜，如果不加以控制的话，用油量也不少，尤其是炒蔬菜，膳食纤维对脂肪的吸附作用几乎是本能的存在，所以常常是你放多少油，在炒制的过程中就吸收多少油，而炒出来的成品口感并不油腻，但不知不觉却成为了过剩的能量。

所以，我们常常建议大家用"蒸焖炖煮"的烹调方式来替代炒菜和煎炸类的食物。这样不但可以控制脂肪，而且烹调温度降低也意味着更少的营养损失，可谓一举两得。

四、与体重管理有关的因素——运动

1 简单易行的助产操

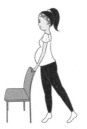

（1）腿部运动

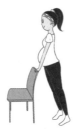

（2）腰部运动

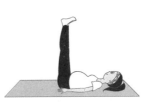

（3）高抬腿运动

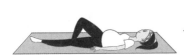

（4）股部肌肉伸展

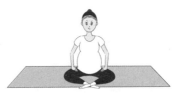

（5）盘腿坐式

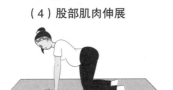

（6）腰背部运动（吸）

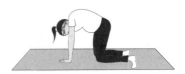

（6）腰背部运动（呼）

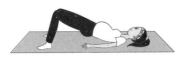

（7）背部臀部运动

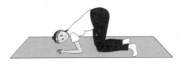

（8）膝胸卧位

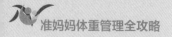

孕晚期适度锻炼能帮助你做好体重管理的同时，伸展你的肌肉，缓解不适症状，同时以利于分娩。那么这里我们就推荐一些切实可行，且简单的锻炼动作，和我们一起学做助产操吧！

（1）腿部运动

【目的】增进骨盆肌肉的强韧，增强会阴肌肉的伸展性。

【方法】手扶椅背，左腿固定，右腿做"画圈"转动，然后换腿继续做。

（2）腰部运动

【目的】减轻腰背部疼痛，并可在分娩时增强腹压及会阴部肌肉的伸展性。

【方法】手扶椅背，慢慢吸气同时手背用力，是身体重心集中于椅背上，脚尖起立使身体抬高，腰部伸直后使下腹紧贴椅背，然后慢慢呼气同时，手背放松，脚还原。

（3）高抬腿运动

【目的】伸展脊椎骨，锻炼臀部肌肉张力，促进下肢血液循环，减轻下肢水肿。

【方法】平躺仰卧，臀部下放一小靠枕，双腿垂直抬高，足部抵住墙，每次持续 3 ~ 5 min，循序渐进。

【注意】锻炼前排空大小便，如有流产或早产征象应停止锻炼。

（4）股部肌肉伸展

【目的】伸展脊椎骨，锻炼腿部肌肉张力，促进下肢血液循环，减轻孕晚期腿部肿胀不适。

【方法】平躺仰卧，臀部下放一小靠枕，一腿屈膝，膝盖指向天花板，一腿伸直，脚尖绷脚指向前，再脚尖背屈指向天花板，反复多次，屈伸腿部肌肉。

（5）盘腿坐式

【目的】强化腹股沟肌肉及关节韧带的张力，预防妊娠末期子宫压力所产生的痉挛或抽筋，伸展会阴部肌肉。

【方法1】平坐于床上，两小腿平行交接，一前一后，两膝远远分开，注意两小腿不可重叠。此动作可在看电视或聊天时采取。

【方法2】平坐在床上，两脚并拢，两膝分开，两手轻轻放于两膝上，然后配合深呼吸用手臂力量，将膝盖慢慢压下。

【注意】若有耻骨联合分离疼痛的妈妈不适合此运动。

（6）腰背部运动

【方法】双手和双膝支撑于床上，两手背沿肩部垂直，大腿沿臀部垂下，利用背部与腹部的收缩进行运动。吸气时抬头沉腰，吐气时低头拱背。

【目的】锻炼骨盆底及腰背部肌肉，增加其韧性和张力，减轻腰背部酸疼。

（7）背部臀部运动

【目的】锻炼骨盆底及腰背部肌肉，增加其韧性和张力，减轻腰背部酸疼。

【方法】平躺仰卧，双腿屈曲，两腿分开与肩同宽，用足部和肩部力量，将背部和臀部轻轻抬起，然后并拢双膝，收缩臀部肌肉，再分开双膝，将背部和臀部慢慢放下。

（8）膝胸卧位

【目的】可使胎臀退出盆腔，有助于借助胎儿的重心改变，使胎头向下、胎臀向上，达到矫正胎位的目的。

【方法】孕妇解去小便，使膀胱排空，松解裤带，跪于床上。双腿分开与肩同宽，大腿与床面垂直，身体俯向床面，两手平贴在床面。每日2次，每次约15 min。

【注意事项】遵医嘱，在医生指导下进行，并注意胎动监测。

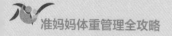

2 缓解孕期腰酸、背疼、水肿

（1）日常动作小细节保护你的腰和背

在妊娠早期，孕妇身体没有明显变化，但随着妊娠月份的增加，腹部逐渐向前突出，使身体的重心发生变化，再加上骨盆韧带出现生理性松弛，很容易出现腰椎前倾，给背部肌肉增加了负担，而易引起疲劳或腰酸背疼，但若在像坐、立、行等日常行为中，稍加注意，就可以保护你的腰背，减少不舒服症状的发生。

坐：坐椅子时先稍靠前边，然后将臀部移至椅后部，后背笔直靠椅背，大腿放在椅子上呈水平状，利用膝关节使小腿和大腿呈直角。

立：将两腿平行，两脚稍分开，这样站立能使重心落在两腿中间，不易感到疲劳，但若站立时间较久，则可将两脚一前一后放置且每隔一段时间将脚前后位置互换，这样重心轮流落在前腿上，也可以减轻疲劳。

走：腰背直，抬头，紧收臀部，使骨盆前倾并保持全身平衡，稳步行走。注意不要弯腰、驼背，不要过分挺胸，也不要用脚尖走路。有时也可利用扶手或栏杆走路。

搬东西：注意不要搬太重的东西而且搬东西时搬运物体的位置不宜过高，如果这样可能使你失去平衡，而引起腰背部的损伤。正确的姿势是：从地面向上搬东西时，两脚稍分开，膝盖弯曲，轻轻下蹲，尽可能保持腰背挺直。然后将物体尽可能地靠近你的身体，正面向着物体并抱起，再慢慢站起来，注意保持腰背部的挺直。如果你带着沉重的提包，应把重量均匀。

（2）通过运动缓解和应对孕晚期的不适

进入孕晚期之后，随着胎儿在准妈妈的腹中不断增大，准妈妈的身体也变得更重，随之发生一系列生理性的改变。那我们来看下具体表现及应对技巧。

胃部烧灼

表现：上腹部灼热的不适感。

原因：宝宝个头越来越大，胃部受到挤压，再加上黄体酮的影响使肠胃蠕动减缓，食物在胃中时间变长，而且准妈妈的括约肌会比较松弛，导致胃液逆流到食道。

应对：面对这些问题,可以通过少量多餐,吃容易消化吸收以及"金刚坐"（即日式跪坐）调理胃肠道。

水肿

表现：到了孕晚期，很多妈妈的脚比平时足足大了两个码子，鞋子都穿不下了。水肿现象从孕中期就开始出现，到了孕晚期，症状也就更明显了。

原因：子宫不断增大对下腔静脉的压迫也越厉害。

应对：可以通过避免长时间站立、久坐，多取左侧卧位及做双腿抬高运动（详见助产操第3节）。

耻骨疼痛

表现：孕晚期尤其是临近分娩的时候，很多准妈妈会抱怨耻骨附近疼得厉害。

原因：那是因为弛缓素和黄体素这两种激素使得耻骨联合区域变得非常松弛，而骨盆承受了很大的压力，导致了耻骨联合过度分离。

应对：可以通过避免盘腿等开胯的运动，减轻症状。

腰背部酸疼

表现：腰背部酸疼。

原因：孕晚期随着胎儿的增大，准妈妈的身体构造发生巨大的变化,子宫、羊水及胎儿产生的压力对准妈妈的身体造成巨大的影响。妈妈为维持身体的平衡，容易选用不良的姿势从而加重腰背部的酸疼。

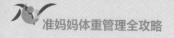

应对：平时注意正确的坐姿、站姿，可以通过腰背部运动和背部臀部运动来改善。

盆底肌松弛

表现：妇女在大笑、打喷嚏、咳嗽或跑步时，有尿液漏出。

原因：随着孕周增大，使子宫、胎儿也增大，羊水增多，重力的作用使盆底肌群的负担加重。此外，妊娠会使支持肠道、膀胱和子宫的盆底肌肉功能削弱，松弛素也会导致盆底肌群的松弛，导致压力性的尿失禁。

应对：在怀孕期间乃至孩子出生后通过凯格尔运动锻炼盆底肌肉的强韧，增强这些肌肉的力量。就像小便憋尿时那样收紧肌肉，尽可能多坚持一些时间，然后放松，重复进行。你可以在任何时候，任何地方进行这种锻炼，不论站着、坐着或躺着都能进行。

情绪不稳定

表现：焦虑、烦躁，容易情绪波动不稳定，睡眠质量变差。

原因：由于受到体内激素水平的变化及身体变化的影响，不适症状增加，分娩的临近孕，妇会变得焦虑，担心分娩的同时又期待孩子的到来，产生晚期心理焦虑和矛盾。

应对：通过播放些舒缓的音乐、通过呼吸技巧，冥想放松等给其更多的休息的机会，并且想象通过孩子在宫内的样子，使准妈妈与胎儿有更多的联结。此外，家属尤其是准爸爸，更多地给予准妈妈关爱、宽容、理解，积极的倾听与回应，使其顺利渡过孕晚期及分娩过程。面对分娩的焦虑，可以通过预先了解分娩相关知识。大致了解分娩过程及各期该如何配合，会让准妈妈逐步意识到怀孕分娩是一个生理过程，减轻恐惧不安心理。除了助产操，深蹲（35周后选用有支撑的深蹲）锻炼腹部及大腿的力量，为分娩做好准备。

3 **孕晚期锻炼的注意事项**
锻炼要循序渐进，尤其在刚开始要慢慢来，注意监测自己的运动时间及运动心率，运动量不宜大。

- 注意运动后水分补充，忌食含糖量高的饮料。
- 运动时穿上吸汗、宽松舒适的衣裤及舒适的运动鞋。
- 低强度的有氧运动、散步和游泳都是不错的选择。
- 可以进行轻柔、舒展运动像瑜伽和普拉提，但要让教员知道你怀孕了，因为有些动作可能不适合孕妇。
- 运动前要做热身，完成每套动作都要做伸展和放松。
- 运动中不要过度疲劳也不要过热，不要超过自己的限度，一切听从身体需要。
- 如有先兆流产、早产、先兆子痫、胎儿宫内发育迟缓、羊水不足及宫颈口松弛的孕妇，不宜参加运动或征得医生同意后运动。

4 **需要停止运动的危险信号**
锻炼过程中如出现以下症状，应立即停止锻炼计划并向医生咨询。

- 阴道出血。
- 破水。
- 不寻常的疼痛或突发疼痛。
- 胸痛。
- 呼吸困难。
- 严重或持续性的头痛。
- 头晕。
- 37周之前出现有规律的宫缩。

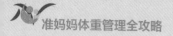

五、与体重管理有关的因素——生活方式

1 **正确的睡姿让睡眠更香甜**

怀孕的最后 3 个月，准妈妈的行动变得更加不方便，而肚子变大使得睡眠越来越不安稳，睡眠不足可能会影响胎儿的发育哦。这时候准妈妈可不能按照自己的喜好来睡觉了，为了自己和宝宝的健康，要注意使用一个正确的睡姿才好。

（1）睡姿可以左右交替

孕晚期的最佳睡姿是左侧卧位，向左边侧躺着睡，双腿自然蜷曲，腹侧贴着床。因为增大的子宫逐渐占据大部分的腹部及盆腔，此时的子宫一般呈轻度右旋状态，左侧卧位的睡姿有利于改变子宫右旋，减轻子宫血管张力，保证胎盘的血流量，利于胎儿发育。而血液循环了，就可以将营养和血液大量地输送给胎盘，还可以最低程度的降低手脚肿胀。不过，让准妈妈一个晚上一直保持着左侧躺睡，不舒服，也不可能长期保持，因此可以适当地交换成右侧躺睡。

（2）不建议平躺着睡

孕期最不宜采取的姿势是俯卧睡姿，腹部被压对胎儿和孕妇都不好。那么准妈妈可以用仰卧睡姿吗？在孕晚期我们并不建议平躺着睡，因为这时候胎儿已经很大了，子宫也被撑得很大，如果平躺着睡，那重重的子宫就会压着准妈妈的肠道和下腔静脉，使下肢和外阴发生水肿或静脉曲张，会导致准妈妈背部疼痛、消化不良，还会影响到血液循环及宝宝的发育，所以不建议平躺睡。

（3）借助抱枕缓解不适

孕晚期保持一个睡姿久了，准妈妈的身体会感觉很紧绷，很疲惫，翻身时还会耻骨疼痛。所以可以让丈夫及时帮忙一下，适当地交换一下姿势，不过一定要小心。腿部常常水肿的准妈妈，采取侧躺的时候，腿下面可以放枕头或抱枕，将腿垫高。现在市场上售卖的孕妇枕或者哺乳枕，可以有效地支撑准妈妈的背部，减轻腰部压力，而垫高脚部也能促进血液循环，缓解肿胀现象，是一款很实用的产品。

2 失眠来袭怎么办

孕早期时候准妈妈常常出现严重的孕吐情况，盼望着过渡到孕中期的平稳阶段；可到了孕中期时却因为糖筛检查的结果，天天为饮食发愁；总算到了孕晚期，准妈妈们晚上有的是腿脚容易抽筋，有的是因为排尿意识频繁，起夜次数多，有的是感觉呼吸困难，喘不过气来；有的是天天睡不着整觉，凌晨醒来难以入睡，辗转反侧，大肚子怎么躺都觉得不舒服。

大多数的准妈妈仍然是要上班的，晚上睡不好，白天的时候就特别没精神，唯恐自己会耽误工作。而且都知道好的睡眠对妈妈和胎儿宝宝是非常重要的，心里就会越焦虑，半夜醒来就越是难以再睡着。

（1）寻找失眠的原因

准妈妈想要克服失眠，首先得找到自己失眠的原因。一般有这几种情况：

身体不舒服，尤其是背痛

子宫因为被撑大了，骨盆软化和关节松动之间的韧带变化，而导致背部承受较大的压力，所以孕妈会觉得腰背疼痛，出现睡眠障碍。大多数准妈妈又喜欢坐着或者躺着，时间一旦长久了，还会引发痔疮。

打鼾，呼吸不顺畅

准妈妈因为体重的增加，鼻腔肿胀，睡觉很容易发出鼾声，或者感觉自己难以呼吸。而呼吸受到影响后，子宫错位会导致顶到横膈膜，心

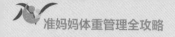

脏负荷也会变大。自然会影响到正常睡眠。

尿频

因为子宫变大，挤压到了准妈妈的膀胱，上厕所的次数就增加了。尤其是夜晚，准妈妈频繁去几次厕所，自然就影响睡眠了。

胃灼烧

因为内分泌发生变化，胃酸反流到食管下段，刺激到了神经，所以准妈妈会感觉到胃里烧烧的，有灼热痛感。加上胎儿在子宫里占据的空间越来越大，压迫到了胃，所以有恶心感。

（2）对症改善失眠

找到了失眠的原因，对症下药才能改善啊，所以我们建议如下。

准妈妈每日要进行适当的运动，增进心肺的功能，缓解呼吸不畅的问题后，就可以睡得香甜。

临睡前的 3 h 不要喝过多的水或汤，尤其不要喝浓茶、咖啡或者含咖啡因的饮料和巧克力。白天多多补充水分，早餐和午餐多吃，晚餐稍微吃少点，睡前喝一小杯热牛奶，也有利于睡眠。

如果准妈妈偶尔实在睡不着，不必在床上辗转反侧让自己烦躁不安，干脆起床做一些转移注意力的事情，比如看看育儿书，做做手工等，通过放松活动，1 h 后再回到床上入睡。

3 情绪也会影响体重吗

情绪是一种复杂的心理现象。怀孕后，由于内分泌、社会角色的变化，使得准妈妈情绪容易不稳定，爱发脾气、烦躁、焦虑，极少数准妈妈甚至会出现抑郁症。准妈妈情绪的好坏除了与胎儿发育密切相关，还与孕期的饮食、体重控制戚戚相关。人的不同情绪，对饮食有着较大的影响。

生活中，有时候由于情绪不佳、压力过大，很多人会出现暴食暴饮的现象，甚至短时间进食蛋糕、巧克力等高热量甜食，导致肥胖，危害健康。这种"情绪性进食"现象同样也会发生在准妈妈身上。我们知道，情绪化进食并不能解决实际生活中发生的问题，反而会因为摄入过多热量使得体重骤增，准妈妈会出现妊娠期糖尿病、高血压、巨大儿等，给母儿健康带来危害。

当准妈妈出现情绪低落、心境抑郁时，往往会导致食欲下降，不想进食，甚至拒食，出现体重不增、降低，影响胎儿正常的生长。当出现这样的情况时，准妈妈需要及时调整自己，把不开心的情绪释放掉，做一些自己喜爱的活动，如看书、听音乐、唱歌、去公园散步等，转移自己的注意力，以减轻心中的压抑情绪。此外，还可以找一两个好友交谈、倾诉，这对自己的情绪调节也有很大的帮助。准爸爸和家人需要花更多的时间陪伴准妈妈，与准妈妈多交谈、倾听，帮助她改善低落情绪。经过以上的自我调整后，仍然无法改善情绪，就要寻求心理医生的帮助。

因此，控制好自己的情绪，调整心态，保持健康饮食，对于准妈妈体重管理至关重要。

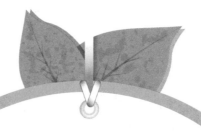

第五章

产后体重管理，同样重要

　　产后两三个月至半年内是妈妈们修复身材的最好时机，因为这段时间新妈妈们的体内脂肪还处于游离状态，未形成包裹状的难减脂肪。而且，这段时间减肥，皮肤弹性的修复难度会比较小。适当的减重不但不会影响哺乳，还会让奶水更通畅。

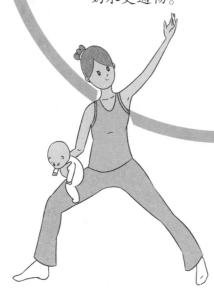

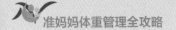

一、与体重管理有关的数值

1 产后瘦身的恰当时间

生完孩子或哺乳结束后，新妈妈们就开始发愁自己的身材了：腰腹堆满赘肉，大腿粗了一圈。产后有没有及时减重，和以后体重的增加有很大的联系。产后 2 ~ 3 个月至 6 个月内是妈妈们修复身材的最好时机，因为这段时间新妈妈们的体内脂肪还处于游离状态，未形成包裹状的难减脂肪。而且，这段时间减肥，皮肤弹性的修复难度会比较小。医学研究也发现：产后 2 ~ 3 个月，月经就会恢复正常，即内分泌及新陈代谢逐渐恢复正常，是减重的好时机，这个时候选择正确的减肥方法，效果更佳。如果产后 6 个月内能够恢复到怀孕之前的体重，则 8 ~ 10 年后，体重平均增加 2.4 kg；如果产后体重无法下降，则 8 ~ 10 年后，平均体重会增加 8.3 kg 左右。

但是产后半年内往往需要母乳喂养，妈妈们担心，减重会不会影响奶水，影响宝宝的生长。其实，并不会，适当的减重不但不会影响哺乳，还会让奶水更通畅。有些妈妈在产后大肆进补，其实过多的营养摄入，不仅会发胖，还会使母乳脂肪过高，适得其反。适当调整食谱，保持饮食均衡，适度运动，不仅可以控制发胖的节奏，也有利于产后恢复和提高母乳质量。

产后在调整饮食的同时，也可以通过适当的运动来进行减重。无论是顺产还是剖腹产，如无特殊状况，产后 6 周就可以开始进行一些比较温和的运动，散步、瑜伽或韵律操等。这些运动可以消耗身体脂肪，促进身体新陈代谢。

短期内一般无法达到理想的效果，每周制订一个目标，参照自己的

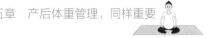

实际情况来制定，每周减肥 500 g 是正常的。这样对你的健康无害。记住，循序渐进才可以保持健康身体来减肥！

不过，未能在产后 6 个月瘦身完毕的新妈妈也不必担心，只要掌握饮食技巧，适度运动，照样能够回复原有身材。

2 母乳喂养有利身材恢复

母乳里含有丰富的营养物质和免疫球蛋白，能让新生儿在自身免疫系统成熟前，更好地抵御外界的细菌病毒地侵袭。纯母乳喂养婴儿的各类感染性疾病和肥胖的发生率明显低于配方奶喂养婴儿。

但是现在很多妈妈听说母乳喂养会毁了身材而拒绝母乳喂养宝宝，但其实母乳喂养宝宝的优势之一就是能快速恢复身材。

在女性怀孕后，体内雌孕激素水平升高，乳房会变大，产后激素水平迅速降低。此时，脂肪及乳腺组织会快速减少，已被撑大的乳房表皮就会松垮。这是一种自然现象，与母乳喂养无关。而母乳喂养则能避免乳房缩小太快，从而减少乳房下垂的机会。我们都知道，母乳分"前奶"和"后奶"，"前奶"含大量水分，能给宝宝解渴，"后奶"浓稠且含有大量的脂肪、蛋白质和乳糖，提供宝宝的热能所需和发育所需。所以，宝宝吃奶就是在消耗妈妈的脂肪哦，很多坚持母乳喂养的妈妈都会惊喜地发现越喂越瘦呢。

而且哺乳本身会刺激子宫收缩，制造母乳会消耗储备的脂肪，消耗额外的热量，着实是一项强度不小的运动啊。如果是母乳喂养，通常建议在孩子出生 6 ~ 8 周之后，再开始尝试积极瘦身运动，因为产后身体需要时间恢复及保持良好的乳汁供应。

持续的母乳喂养，超过 2 年以上者，通过自然离乳让宝宝断奶的妈妈，乳房通常没有太大的变化，基本上在宝宝断奶了之后就恢复到了孕前的水平，但有些妈妈觉得断奶了之后乳房大缩水，很大原

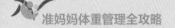

因是因为断奶的时机不对，她们选择了 6 个月就断奶或者不满 1 岁断奶，这个时候体内激素还没有完全稳定在一个平衡状态，体内促进乳汁分泌的激素还比较旺盛，奶水也比较足，突然强迫给宝宝断奶除了造成宝宝心理上的不适应，还造成了妈妈们身材，尤其是乳房的走样。

母乳，宝宝珍贵的天然免疫宝库

母乳含有哪些特殊的免疫物质（初乳、过渡乳、成熟乳免疫物质的区别）

初乳：产后 1 周内母亲乳房分泌的乳汁称为初乳，呈蛋黄色、质稠、量少，含有丰富的蛋白质，脂肪较少，有大量的分泌型 IgA（一种免疫球蛋白）和吞噬细胞、粒细胞、淋巴细胞，这些有助于增进新生儿呼吸道及消化道防御病菌入侵的能力，提高新生儿的抵抗力，因此，不管今后是采用母乳喂养还是人工喂养都建议将母亲在产后数天内分泌的初乳喂给新生儿，使之有效地保证初到人世的新生儿健康。

过渡乳：产后 7 ～ 14 d 母亲所分泌的乳汁称为过渡乳，脂肪含量高，蛋白质与矿物质有所减少。

成熟乳：产后 14 d 至 9 个月内的乳汁就叫成熟乳。成熟乳的成分逐渐稳定，尤其是蛋白质维持在一个相当恒定的水平，成熟乳中的蛋白质含量虽较初乳少，但因各种蛋白质成分比例适当，脂肪和糖类以及维生素，微量元素丰富，并含有帮助消化的酶类和免疫物质，营养丰富所以优于其他乳类。

3 我的体重管理记录

产后的体重管理，除要管理孕妇自身的体重以外，还要记录乳汁分泌情况，新生儿体重增长情况，在保障新生儿健康发育的同时，适当减重。同时也要记录产妇的睡眠及运动量，结合产妇体重变化情况，进一步调整饮食结构，选择合理的运动项目（表 5-1）。

表 5-1　产后体重管理记录单

产后体重管理记录单（产后第　　　周）						
日　　期	星期一	星期二	星期三	星期四	星期五	星期六	星期日
体重（kg）						
体重变化（kg）						
新生儿体重（kg）						
乳汁分泌量（如亲喂可记次数）						
睡眠情况						
运动量						
1 周体重变化情况（kg）						

二、与体重管理有关的疾病

1 妊娠期糖尿病的产后管理

"糖妈妈"生完宝宝以后是不是不再需要管理自己的饮食和体重了？不是的，大量研究发现，妊娠期糖尿病的妇女及其子代产后发生 2 型糖尿病的风险是明显增加的，因此产后规律随访和健康的生活方式对

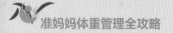

预防 2 型糖尿病的发生至关重要。

一般产后 6 周左右，产妇的内分泌变化可恢复到非孕时内环境的稳定状态，所以一般 GDM 产妇产后 1 周内查空腹血糖，产后 6 ~ 12 周复查 OGTT，正常者每 1 ~ 2 年检查一次血糖（空腹 + 餐后 2 h），以便及时发现糖耐量减低和 2 型糖尿病，在每次随访时都要咨询医生，听从医生关于饮食、运动方面的指导。

生活方式的干预可有效预防 2 型糖尿病的发生。高脂肪饮食会诱发 GDM，产后限制脂肪的摄入对预防 2 型糖尿病有利。产后保持正常的体重指数也很重要，肥胖本身就是 2 型糖尿病的高危因素之一。运动可提高胰岛素敏感性，减轻体重，改善血糖和血脂，产后提倡有规律的运动。因此，"糖妈妈"在孕期的健康生活方式，产后仍然要坚持，这对于预防产后发生 2 型糖尿病和远期并发症至关重要。对于已经发生糖耐量减低的患者，可以选择药物预防 2 型糖尿病发生。二甲双胍、阿卡波糖均可使 2 型糖尿病发生风险下降。同时，建议产后采取行之有效的避孕措施。总之，产后要定期随访，主动配合医生关于生活方式的建议，做到早期预防 2 型糖尿病的发生。

2 妊娠期高血压的产后管理

妊娠期高血压疾病的产后管理也非常重要。虽然大多数妊娠期高血压在妊娠终止后血压会恢复正常，但是需要注意的是，子痫前期患者产后 3 天内仍然是高危期，仍有可能发生子痫，因此，产后仍应密切观察和监测血压，产后 1 周内继续降压治疗，之后才能根据血压情况逐渐减量直至停药。慢性高血压的患者需长期服药。

孕妈妈们还要知道，妊娠期高血压疾病的患者具有远期心血管疾病及代谢性疾病的风险，患远期高血压、代谢综合征、心血管疾病、卒中、糖尿病、静脉血栓栓塞疾病和慢性肾脏疾病的风险增加。因此，国际妊娠期高血压研究学会推荐和强调，所有妊娠期高血压疾病的产妇产后3个月应进行血压、尿常规及其他实验室检查，产后12个月内应恢复到孕前体重，并通过健康的生活方式进行体重管理，保持适当的BMI。而且要终身随访，每年一次健康体检。

目前，高龄产妇和准备生育二胎的产妇越来越多，产后尤其应该进行长期管理，控制血糖血脂及体重指数BMI，保持稳定乐观的心理状态，养成良好的个人生活习惯，定期监测血压，对于有子痫前期病史的孕妇下次怀孕时建议使用低剂量阿司匹林预防再发风险。

三、与体重管理有关的因素——营养

1 产后妈妈膳食原则

产后吃什么？坐月子有什么讲究？虽然不同地区的"月子"吃的各不相同，但对于这个特殊阶段的女性来说，饮食的根本却是类似的，我们还是先来看看中国营养学会的官方推荐——膳食宝塔吧。

（1）我们需要蛋白质

民间常说，吃点儿什么收伤口？吃点儿什么增加抵抗力？其实不论是身体器官组织的修复，还是自身正常身体机能的维持，蛋白质都是必需的营养素。鸡蛋牛奶是优质的蛋白质，鸡鸭鱼肉也含有优质的蛋白质，大豆制品也含有丰富的优质蛋白质。除此以外，通过不同种类食物的搭配，达到蛋白质的互补作用，也让我们的身体获得更多的蛋白质。原则上越是不同种属、不同类别的食物的搭配效果会越好哟。

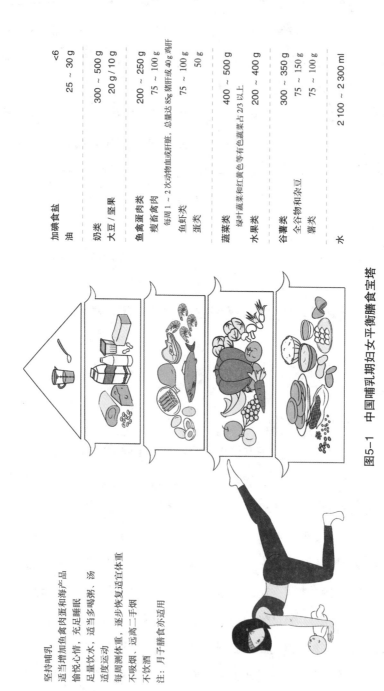

图5-1 中国哺乳期妇女平衡膳食宝塔

加碘食盐	<6 g
油	25 ~ 30 g
奶类	300 ~ 500 g
大豆 / 坚果	20 g / 10 g
鱼禽蛋肉类	200 ~ 250 g
瘦畜禽肉	75 ~ 100 g
每周1～2次动物血或肝脏，总量达85g猪肝或40g鸡肝	
鱼虾类	75 ~ 100 g
蛋类	50 g
蔬菜类	400 ~ 500 g
绿叶菜和红黄色等有色蔬菜占2/3以上	
水果类	200 ~ 400 g
谷薯类	300 ~ 350 g
全谷物和杂豆	75 ~ 150 g
薯类	75 ~ 100 g
水	2 100 ~ 2 300 ml

坚持哺乳
适当增加鱼禽肉蛋和海产品
愉悦心情，充足睡眠
足量饮水，适当多喝粥、汤
适度运动
每周测体重，逐步恢复适宜体重
不吸烟，远离二手烟
不饮酒
注：月子膳食亦适用

新生宝宝过敏怎么办

母乳是婴儿最好的食物，但即使是完全母乳，也有一些宝宝持续出现某些症状，如腹泻、便血、呕吐、腹绞痛、湿疹、便秘等。母乳喂养新生儿期间，妈妈最好不要吃高蛋白高脂肪食物，例如鱼、虾等食物，以免诱发湿疹，特别是对于父母有过敏史的婴儿，母亲在哺乳期间更要慎吃海鲜。如果是牛奶蛋白过敏的宝宝是可以吃母乳的，但母亲必须严格控制饮食，不能摄入乳制品甚至是含有乳原料的食物，否则会引起或加重宝宝过敏。

如遇到牛奶蛋白过敏严重的宝宝，可选用深度水解蛋白的奶粉。深度水解配方中去除了完整的牛奶蛋白分子，把蛋白质深度水解为氨基酸和短肽，既不会引发过敏反应，又保留了对免疫功能具有益处的短肽，可以帮助宝宝免疫系统发育，快速建立口服耐受性。从源头阻断过敏源的产生，让宝宝健康成长每一天。

（2）保证蔬果不便秘

有些妈妈产后常常想要吃点什么东西补补身体，于是大鱼大肉不限量的同时，就忽视了蔬菜水果。产后由于肠蠕动减慢，运动减少，食物过于精细，很多妈妈深受便秘的困扰。拉不出，吃不下，肚子胀，这说不出的困扰却实在磨人。蔬菜水果是非常重要的膳食纤维的来源，保证每日 300～500 g 的蔬菜，200～400 g 的水果，可以有效地缓解和预防便秘的发生。同时蔬菜水果中的益生元也是肠道菌群健康的重要基石，对于增加身体免疫力也尤为重要。

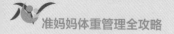

（3）哺乳期补钙要继续。

对于哺乳期的妈妈来说，"卸货"并不意味着补钙大计的结束，相反哺乳期间的钙需求量仍然巨大。我们人的乳汁的当中的钙是一个恒定的值，一般在 31 ～ 34 mg/100 ml，这也意味着如果哺乳期的妈妈没有注意通过饮食摄入充足的钙的话，身体会自发的动员身体里储存的钙来满足的宝宝的需求，这部分"存货"就是我们骨头和牙齿中的钙。所以哺乳期和孕中晚期钙的摄入量的推荐值是相同的，每日仍应保证 1 000 mg 钙的摄入量，该喝的奶，该补的钙一样都不能少。

（4）补血活血要分清

分娩时的出血和产后持续数周的恶露让"补血"成为产妇每日必不可少的功课，但是你一定想不到传统的坐月子必备补血食物红枣桂圆不但不能补血，反而还会增加出血量，这可让你目瞪口呆了吧！桂圆、红枣、当归、阿胶等有活血作用，容易引起产后恶露不尽，故在产后 1 个月内不宜大量使用。而真正可以预防和纠正缺铁性贫血的食物还是内脏的食物，如动物的肝脏、肾脏、血制品以及红色肉类，还应注意保证好。

（5）多喝水很重要

"多喝点儿热水！"这也许是姑娘们最爱吐槽的"直男式关怀"了，不论感冒发烧姨妈痛，每次被叮嘱"多喝水"的时候总是深深的无力感。然而对于产后的妈妈，这句话却绝不是空话。

对于母乳喂养的妈妈来说，因为哺乳本身需要消耗大量的水分，如果水分摄入不足则会严重影响母乳喂养的正常进行，导致奶量不足等问题。所以多喝水也是这个阶段的重要饮食要点。不过至于是热水、温水还是常温的水其实并没有太大的讲究，只要不是冰水即可。除了喝水以外，牛奶、蔬菜、水果、汤羹都是重要的水分来源。

补充水分两点提醒

喝水不要等到口渴了才想起来去喝水，我们常说当你觉得口渴的时候其实身体已经处于轻度脱水的状态了，少量多次好过等到口渴了再豪饮一番。

另外，并不需要花大价钱去买月子水或是蒸馏水，普通的白开水不论是从性价比还是从安全性角度都可以为新妈妈所接受。

（6）少食多餐好处多

对于一个正常人来说，一日三餐，定时定量就是很健康的生活饮食习惯了。

但是，对于"月子"里的妈妈来说却是远远不够的。一般我们建议月子里每日应保证 5 ～ 6 餐的摄入，即 3 顿正餐加 2 ～ 3 顿加餐。少食多餐除了可以给妈妈们的消化道减负，更利于营养的吸收的同时，对于母乳喂养的妈妈也是非常重要的。要知道宝宝可是 2 ～ 3 h 就要吃一顿奶的，而如果准妈妈处于过饥或是过饱的情况下，对于顺利的母乳都可能会是不利的因素。

当然啦，餐次那么多并不意味着我们每一餐都要煮饭做菜煲汤，三菜一汤得保证好，在加餐的时候选择一些方便但又能补充正餐缺乏营养的食物才是比较合适的。吃些水果、坚果、小糕点、酸奶、乳酪、汤羹都是不错的选择哟。

小心！月子餐里的饮食误区

水果煮着吃。传统"坐月子"一直有一个讲法，月子里如果吃水果，将来就会牙齿松动牙齿痛。所以很多家庭习惯将水果煮着吃，或者用水果汤来取代水果。从营养的角度，加热并不会增加水果中营养素的吸收率，反而会破坏里面含有的不耐热易氧化的维生素。在烧制水果汤水时，大部分人会在水果羹中加糖。于是最后的结局是：水果未必吃进去多少，营养素也不一定吃进去多少，糖倒是没少吃。至于牙齿的问题，注意口腔卫生，勤刷牙，注意补钙，避免骨质丢失，是对牙齿最好的保护。

滴盐不沾。对于产褥期的妈妈来说，我们建议清淡饮食即可。完全不吃盐的生活"索然无味"而这背后也并无太大的健康意义。根据中国营养学会的建议，产褥期的女性每日的盐的摄入量控制在6g以下即可，和正常人的推荐量其实是差不多的。另外需要注意的是，除了盐，酱油、味精等调味品也是钠的重要来源，所以应和盐做等份交换。

1g盐≈4~6ml酱油≈6~7g豆瓣酱≈5g味精

鸽子蛋营养最好。民间常有"一鸽顶九鸡"的讲法，意思就是1个鸽子蛋可以顶得上9个鸡蛋的营养，然而事实并非如此，科学研究告诉我们：各种蛋类其营养价值基本相同，不以其大小颜色性状而有所改变。推而广之，不论是鸽子蛋还是鸭蛋鹅蛋鹌鹑蛋，如果取相同重量和等量的鸡蛋比一比的话，营养价值并无太大的差别。所以虽然鸽子蛋的价格可能是鸡蛋的好几倍，但我们却没有必要为此花冤枉钱了。

　　吃火腿长伤口。火腿是腌制品，大量的食盐和亚硝酸盐，对产妇的健康产生影响，不利于伤口的恢复，吃多了，亚硝酸盐还会出现在妈妈的乳汁里，对宝宝造成危害。记得，新鲜的肉类一定好过所有的腌制肉类。

　　早喝汤、早催奶。有的妈妈非常重视母乳喂养，唯恐奶水不足饿了宝宝，分娩后就迫不及待开始喝汤，以为可以促进乳汁分泌。喝汤是没错，却有些操之过急了，因为分娩后3d里，乳汁分泌并不十分多，乳腺管也没有完全通畅，如果大量汤水喝下去，刺激了乳汁分泌，就会全部堵在乳腺管里，容易引起乳腺炎，这时应该让宝宝把乳腺管全部吸吮通畅，再配合不油腻的汤汤水水，乳汁就会源源不断了。

　　酒酿最催奶。除了喝汤催奶外，还有一样广受推崇的催奶食品就是酒酿了。不论是酒酿小圆子还是酒酿水波蛋抑或是家庭自制的醪糟米酒，共同的特性就是都含有一定量的酒精。而对于哺乳期的妈妈来说，无法忽视的一点就是乙醇的分子非常小，无法被我们身体中的"血乳屏障"所屏蔽，更通俗的说就是，如果妈妈吃用了含酒精的食物或是酒，宝宝所吃乳汁当中也就可能会含有不同量的酒精。所以我们常常建议孕期及哺乳期的女性各类含酒精的酒、饮料喝食物都是要避免，自然也包括酒酿。

　　老母鸡产后最滋补。在中国人的传统观念里，认为产后应该吃老母鸡汤来补补身子。其实这是一个误区，老母鸡含大量的雌激素，会使体内泌乳素下降，乳汁分泌减少，刚分娩的产妇体内激素比较紊乱，乳汁分泌不多，乳腺管还不是很通畅，这时急着吃老母鸡汤反而会影响正常的泌乳。2周后，产妇体内的激素比较平稳，乳汁也通畅了，这时再吃老母鸡汤也就无妨了。

2 营养又不长肉的月子餐

十月怀胎不易，好不容易卸货了，以为终于可以轻松看到自己的脚指头了，结果发现肚子大如四五个月，体重离孕前还有十万八千里。内心一阵沮丧之后，常有妈妈就迅速把减肥提上了议事日程，但产后究竟什么时候开始减肥呢？月子里真的是减肥的好时间么？

虽然平时我们常说体重控制什么时候都可以开始，从来不嫌晚，从来不会早。但"月子"却是实实在在的例外。尤其是过度的节食，不但影响自身的恢复速度，甚至反而会影响之后体重的恢复。对于产后的妈妈，在产褥期面临两大功课，一是自身的恢复，二是母乳喂养的进行，而这两件事都需要营养的支持。尤其是哺乳这件事，其实是最天然的瘦身手段，哺乳会自然而然地消耗孕期囤积在体内的脂肪，理性状态下哺乳结束后，妈妈的体重可以恢复到（孕前体重 ±1 ~ 2 kg）的水平，是不是特别诱人呢？而如果在产褥期过度地节制饮食，最可能的结果就是影响母乳喂养的进行，奶水不足，宝宝吃不饱的同时妈妈体内脂肪的消耗反而也就变慢了哟。那好吃、营养又不长肉的月子餐究竟怎么做呢？

（1）巧用蔬果来调味

和浓油赤酱的好滋味相比，我们担心太多的盐引起水肿，我们也担心太多的脂肪给身体造成额外的负担。可是常常有习惯重口的妈妈要吐槽清淡饮食蒸焖炖煮久了，食欲每况愈下。所以试试天然的调味剂，新鲜的蔬果，用自然的滋味来丰富我们的味觉，好滋味其实不难。

木瓜炖黑鱼

原料：木瓜半只，黑鱼 1 条

制作步骤：

● 黑鱼刮去鱼鳞，挖去内脏，洗净，去头尾，切成小段。

- 木瓜洗净，挖去籽，切成小块。
- 黑鱼无需煎炸，和木瓜一起放入锅中，加2碗水，姜片，炖1h，加少量食盐调味。

营养功效：水果中的木瓜不仅对产妇有美容的功效，对乳汁的分泌也有作用，比较而言，青木瓜（绿颜色的）发奶效果更佳。

番茄猪肝汤

原料：番茄1只，猪肝75 g

制作步骤：

- 猪肝洗净、切片；番茄洗净、切小块。
- 清汤汆烫猪肝片，加入切小粒的番茄，烹煮片刻，加几滴香油，少量食盐调味即可。

营养功效：猪肝含有丰富的铁，番茄含有丰富的维生素C，可以加强铁的吸收率和利用率，同时酸甜的口味可以调节猪肝腥膻的气味。

（2）巧做加餐可滋补

我们常说月子餐要少食多餐，可是加餐究竟吃点什么呢？

花生赤豆粥

原料：花生25 g，赤豆25 g，粳米50 g，水1 500 ml

制作步骤：各种配料洗净，加水大火烧开，转小火炖至酥软开花开花，即可食用。

营养功效：红豆有凉血利水的作用，能帮助产妇减轻水肿，花生性平味甘，具有养血止血、催乳、增乳、润肠通便作用。

木瓜银耳羹

原料：木瓜半个，干银耳20 g

制作步骤：

- 银耳用水浸泡2 h，洗净，撕成小片。
- 木瓜洗净,挖去籽,和已浸泡好的银耳一起炖至银耳便软变糯即可。

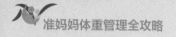

营养功效：银耳具有滋阴润肺，益胃生津，补脑强心作用，用于治疗妈妈虚热口渴。

3 专业营养师3天推荐餐单
见表5-2。

表5-2　营养师推荐餐单

	DAY1	DAY2	DAY3
早餐	杂粮煎饼 香菇鸡丝粥 荷包蛋 白灼生菜 牛奶	香菇素菜包 虾仁小馄饨 桂花水波蛋 葱油莴笋 牛奶	豆沙包 青菜鸡丝面 白煮蛋 豉汁萝卜条 牛奶
早点	大核桃 橙子 花生赤豆粥	开心果 猕猴桃 木瓜银耳羹	杏仁 火龙果 紫薯西米露
午餐	盐水牛肉 蜜汁素鸡 上汤娃娃菜 丝瓜老鸭汤	香煎三文鱼 番茄西葫芦肉片 香菇菜心 木耳乌鸡汤	菌菇牛柳 葱油黄瓜 炒米苋 木瓜黑鱼汤
午点	煮玉米 芝麻核桃糊 酸奶	烤红薯 南瓜小圆子 酸奶	蒸芋头 马蹄海底椰 酸奶
晚餐	柠汁银鳕鱼 西芹松仁 杭白菜 玉米小排汤	盐水鸭脯 西芹百合 腐乳空心菜 番茄猪肝汤	豆豉蒸扇贝 清炒荷兰豆 蚝油生菜 枸杞乳鸽汤
晚点	低脂牛奶 苏打饼干	无糖豆浆 窝窝头	低脂牛奶 切片吐司

产后调理巧用食物

　　产后的妈妈会碰到各种不同的问题，不同食物有不同的食疗作用，所以对于产后正在恢复的妈妈，如何选择食物，除了享受食物的美味外，对帮助我们的身体更好地恢复也是非常重要的。

　　补肾食物：核桃、黑豆、猪腰

　　利水消肿食物：赤豆、冬瓜、玉米须、大豆

　　催乳食物：鲫鱼、木瓜、猪脚

　　润肠通便食物：菌菇、火龙果、芝麻糊、银耳

四、与体重管理有关的因素——运动

1 产后康复操

　　一个键康的自然分娩产妇，在分娩的疲劳消除后，于产后 2～4 h 内即可下床活动，如起床大小便、扶床行走、坐起吃饭、哺乳等。剖宫产的产妇术后平卧 6 h 后可以翻身、侧卧，术后 24 h 可以坐起来，并可开始在床边活动。在产褥期间可以进行产后康复操。每节操开始时每个动作做 2 次，逐渐增加到 8～10 次，每日做 2 次操。

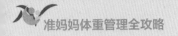
（1）深呼吸运动

仰卧，两臂伸直放在体侧，深呼气，收腹，然后吸气，放松，8～10次/组。

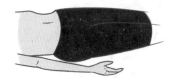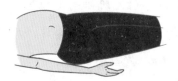

（2）提肛运动

仰卧，两臂直放于身旁，进行提肛动作，5 s×10次/组，5次/d，至产后4～6个月。

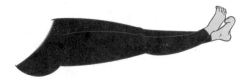

（3）踝关节运动

仰卧，两臂直放于身旁，两踝关节交替屈伸和交替旋转，各8～10次/组。

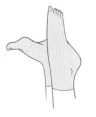

踝关节运动1　　　　踝关节运动2

（4）膝关节运动

顺产：仰卧，两臂直放于身旁，两膝关节轮流屈伸；配合呼吸，8～10次/组，2周后，腾空。

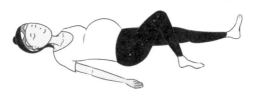

膝关节运动1

剖宫产：仰卧，两臂直放于身旁，两膝关节轮流屈伸，配合呼吸，8～10次/组。2周后，并腿屈伸；4周后，并腿腾空屈伸。

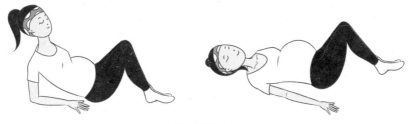

膝关节运动2

（5）骨盆运动

仰卧，配合呼吸骨盆后倾、臀部上抬，每次持续3 s，8～10次/组。

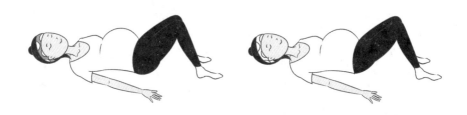

（6）仰卧抬臀

骨盆在抬高的位置左右侧倾，8～10次/组。

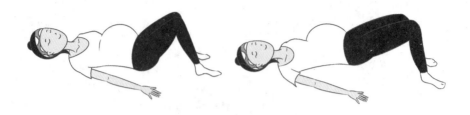

（7）仰卧起坐

仰卧屈膝，配合呼吸双手触膝 8 ~ 10 次 / 组，然后左手触右膝、右手触左膝 8 ~ 10 次 / 组（剖宫产 2 周后进行）。

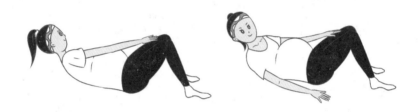

（8）俯卧放松运动

哺乳以后，下腹部垫一枕头，俯卧 30 min × 2 次（剖宫产 1 周后进行）保持下腹部垫一个枕头至产后 42 天（剖宫产增至产后 56 天）。

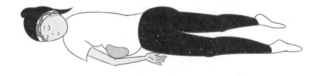

2 产后运动注意事项

虽然产后半年是"减肥"的最佳时期，但不要操之过急，例如剖宫产产后，则需要推迟运动的时间，一般根据医生的意见，在伤口愈合良好之后再进行适量的运动。

● 坚持母乳喂养，是"瘦身"的好办法。要避免剧烈运动，运动有计划，循序渐进：从产后 3 天至 3 个月，主要做一些轻松简单的运动（如上面介绍的产后康复操），从产后 3 ~ 6 个月，可开始增加运动量，主要全身肌肉力量的恢复训练，并加强腹部和骨盆腔底部肌肉锻炼（如下面介绍的亲子瑜伽）。

- 要量力而行，过度增加运动量和刻意节食都是不可取的。根据自己的身体状况决定运动量的大小，以不累不痛为原则，一定不能急于求成，使自己过于疲劳。

- 妈妈应该注意保护关节，尽量不做有损关节的运动，如跳跃，爬楼梯，打网球等活动。

- 最好作息与宝宝同步，以免过度疲劳。

- 如果在运动中出现流血量变大（大于平时月经量），或血呈鲜红色的情况，要立即停下来休息，并咨询医护人员，延迟运动。

- 不要在饥饿或饱腹时做运动，运动后要注意补充水分。

- 运动时如果出现胸部紧张，疼痛不适，呼吸困难等症状，应该停止运动。

- 如果运动中感觉很疲倦，有持续性肌肉疼痛，或运动后许久，脉搏跳动仍然无法恢复正常频率，很可能是运动过度，下一次运动时要做适当调整。

3 亲子瑜伽——妈妈和宝宝一起运动

到产后 3 个月，妈妈的运动量可适当增加。此时，宝宝也能抬头了，亲子瑜伽变成为一个不错的选择。

【准备】

- 方便易于伸展与活动的空间。

- 使用瑜伽垫等防滑的垫子。

- 条件允许的情况下，可面对镜子做，一方面妈妈可以检视姿势是否正确——肩膀是否打平，脊椎是否打直，另一方面宝宝也喜欢观察镜子。

● 可准备毛毯、毛巾等灵活应用。

● 宽松舒适、棉质吸汗的衣裤，无纽扣及挂饰。

【注意事项】

● 每周两次左右，两餐之间，45 min ~ 1 h 为宜，生病不做。

● 注意安全，使用瑜伽垫等防滑的垫子。

● 服装宽松，动作轻柔。

● 不要勉强宝宝，如抵抗或发出不适的叫声，暂停运动。

● 多与孩子目光交流，肌肤接触。

● 如果出现哭闹，寻找哭闹原因：饿了，予以喂哺；困了，在舒缓的音乐中呈环抱式；喜欢更刺激的动作，就满足他，如大哭又一会儿停止，可做大翻转动作。

【妈妈】

（1）冥想放松

妈妈找到正确的盘腿坐姿，宝宝抱于身体前方，闭上眼睛，深呼吸。

（2）开胸练习

把宝宝放在底垫上，妈妈呈跪姿，双手反扣在身后，吸气时，脊柱拉长，伸展，下巴划过弧线向上延伸，同时示指向坐骨后方延伸，突起下巴收回触碰胸骨。通过开胸的运动，舒缓妈妈泌乳带来的胸部不适，增加泌乳量。

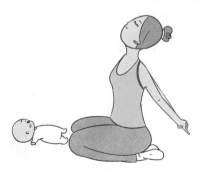

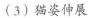

（3）猫姿伸展

吸气脊柱拉长延伸，抬头沉腰，吐气脊柱一节一节卷起来，低头拱背，看向宝宝后再慢慢看向自己的肚子。

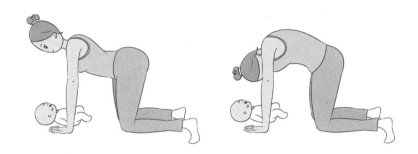

（4）四柱式伸展

①吸气左脚向后蹬，脚球着地，呼气稳定。②吸气抬高左脚，脚趾指向地面脚跟向右蹬，注意骨盆端平，做几组呼吸。③稳定后，右手抬离地面，从宝宝脸前方向前，注意宝宝有无视觉追视。④手向前伸展，感受到手、脚的拉长延伸，几组呼吸后，呼气还原。换到对侧完成。

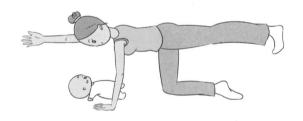

（5）平板式

吸气时肩膀向前送，超过指尖，呼气向下亲吻宝宝。

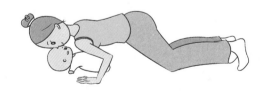

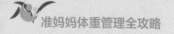
（6）上犬式

吸气头向前钻出，挺胸抬头，肩膀远离耳朵，进入上犬式。呼气稳定停留。

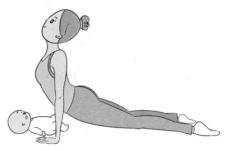

（7）下犬式

吸气时骨盆向后向上送，膝盖慢慢离开地面，当骨盆送到最高点时，呼气脚跟向下踩，垂头放松。吸气左脚球踩地，脚跟向上抬，使左腿贴下腹部，呼气左脚跟向下踩，换右脚球踩地，脚跟向上抬，使左腿贴下腹部。

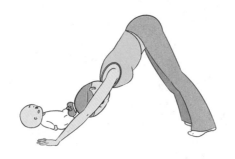

注：双脚轮流踩地，重复步骤5~7动作后，吸气双手推地动作后，吸气双手推地，感受坐骨高高张开，呼气走或跳到宝宝前面，盘腿坐下。

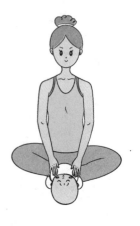

【宝宝】（可于产后3个月后进行）

（1）按摩

宝宝平躺在地垫上，全身（从头到脚按摩）。

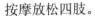

按摩放松四肢。

（2）两腿轮流屈伸

手扶宝宝小腿，左右来回推向宝宝的腹部。

（3）小扭转

手扶宝宝小腿，将宝宝的小腿放于身体的对侧，上半身平躺，进入小扭转，按摩宝宝身体侧边的肌肉群。换一侧来做。

（4）翻身按摩

顺势翻身，从上到下按摩宝宝背部。

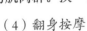

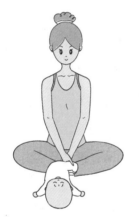

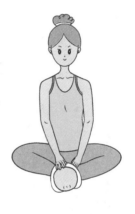

（5）半莲花式

将宝宝双手向前伸，翻身回来平躺，手托宝宝颈部，顺势将宝宝的脚放到其对侧腹股沟处，另一条腿盘腿过来，使宝宝也成半莲花式。吸气妈妈拉长脊柱，呼气慢慢放松，从骨盆开始折叠轻轻向下轻吻宝宝（亲脚也可以）。

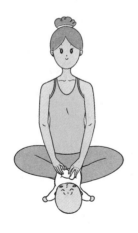

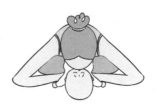

（6）蝴蝶式

宝宝脚心相对，吸气妈妈拉长脊柱，呼气慢慢放松，从骨盆开始折叠轻轻向下轻吻宝宝（亲脚也可以）。

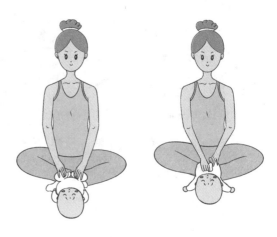

（7）对角伸展

妈妈手扶宝宝脚踝，使宝宝脚轻触对侧肩膀。再换一侧来做，双脚轮流交替。

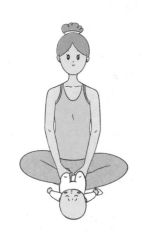

（8）按摩背部和胃肠道

妈妈手扶宝宝脚踝，使宝宝双膝屈曲并拢，贴近腹部，左右滚动宝宝身体，通过身体与地面接触来按摩宝宝背部，膝盖在下腹部上方顺时针画圈，按摩宝宝消化道。

（9）小面包挞

手扶宝宝脚踝，顺势让宝宝的趾尖去触碰其下巴、嘴巴、鼻尖及额头。

（10）伸展放松

妈妈念"伸展"时，手扶宝宝脚踝，使宝宝双膝屈曲贴近腹部，妈妈念到"放松"时，妈妈松手观察宝宝有没有自己的蹬踢动作。

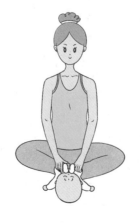

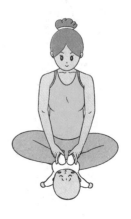

【亲子互动体式】（可于产后 5 个月后进行）

（1）手指单杠

妈妈与宝宝面对面，两腿伸直打开，脚趾向上，第二个脚趾指向膝盖的方向，宝宝躺在地垫上把手指给宝宝，让宝宝抓住妈妈的 1 根手指，妈妈吸气时身体有控制地向后，此时让宝宝主动用自身力量坐起；呼气时，妈妈身体从骨盆折叠向前，宝宝身体向后到一半，以此反复，如划船一般，前后运动，锻炼宝宝腰腹及背部肌肉力量，帮助妈妈锻炼腹直肌，纠正腹直肌分离的情况。

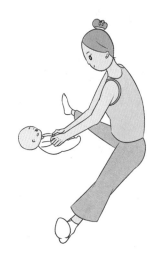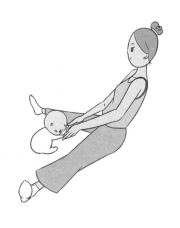

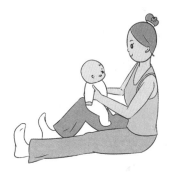

（2）云霄飞车

妈妈手扶宝宝腋下，抱起宝宝，同时脚往内收并拢，让宝宝坐在其大腿上。妈妈双脚交替，类似于蹬脚踏车，并手扶宝宝腋下，上下左右摇动身体，锻炼妈妈腿部及腹肌力量及宝宝的平衡感。

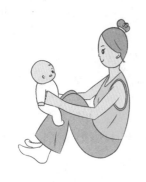

（3）小滑梯

妈妈两腿屈膝，让宝宝从家长的膝盖处沿小腿下滑至妈妈的脚踝。妈妈坐在地垫上，向前移动身体"1，2，1，2，"给宝宝倒退的平衡感。

（4）小飞机

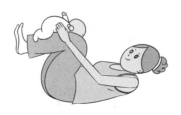

妈妈手扶宝宝腋下，宝宝坐在妈妈的脚踝上，妈妈从骨盆开始将脊柱一节一节放于地垫上直至头部，妈妈利用地垫，左右滚动，前后滚动，按摩背部，宝宝呈"飞机状"锻炼前庭功能。

（5）大滑梯

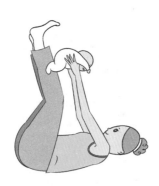

妈妈躺在地垫上，将腿高高翘起，让宝宝从其脚踝滑向其骨盆处，让宝宝坐到家长的骨盆上。

（6）小桥式

妈妈双腿屈膝，两脚分开与肩同宽，宝宝坐在家长的骨盆上，妈妈手扶其腋下。吸气时妈妈将脊柱从骶尾骨开始一节一节地离开地面，直至胸椎压向地垫，宝宝如坐电梯向上。到最高点时，妈妈停留，做几组呼吸，最后呼气将脊柱一节一节放向地面。双脚盘腿滚动坐起。

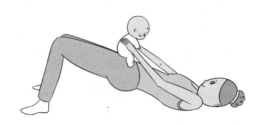

（7）潜水式

妈妈盘腿，宝宝坐在妈妈胸前，家长手扶宝宝手，吸气时妈妈骨盆折叠，带宝宝向前伸展双手，呼气时带宝宝手向两边打开，似游泳状。

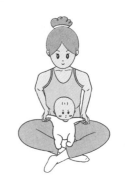

（8）小翻转

妈妈两腿并拢，坐在地垫上，宝宝横躺在妈妈的腿上，妈妈双手托宝宝，一手抓宝宝的对侧腋下，一手抓宝宝的对侧大腿根部，吸气靠双臂力量翻转，抱起宝宝，亲吻宝宝，吸气放下，有时宝宝也是锻炼妈妈手臂力量的"好帮手"。

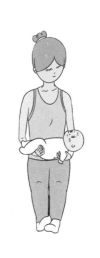

（9）大翻转

妈妈两腿并拢，坐在地垫上，宝宝横躺在妈妈的腿上，妈妈双手抓宝宝的脚踝，吸气提起宝宝，呼气使宝宝翻转后趴到家长的腿上，按摩后背，亲吻鼓励宝宝。

注意：

● 妈妈双手抓稳宝宝双腿（近脚踝处）。

● 妈妈提起宝宝时，尽量提高些。

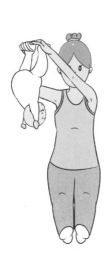

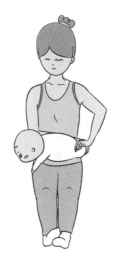

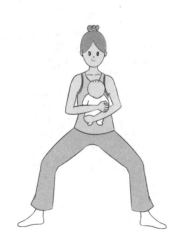

● 妈妈的腿放平在底垫上，不然下放时容易使宝宝的头撞到妈妈的膝盖。

● 妈妈下放时，不要让宝宝的头做支点，而是让宝宝的胸部去找妈妈的腿。

（10）蹲式

妈妈抱起宝宝呈站式，宝宝和妈妈胸腹部贴在一起，妈妈双脚打开比肩略宽，吸气拉长身体，呼气向下蹲，注意膝盖对着第二个脚趾的方向，但不超过脚趾，吸气起身还原。第二遍下蹲时停留，做凯格尔运动（妈妈收缩肛门、阴道、尿道，收缩 6 秒后放松 6 秒，做 3~4 组。收缩时，似憋尿的感觉，但注意腹部放松）。

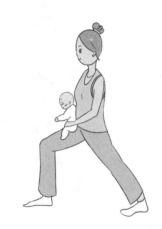

（11）勇士一式

妈妈站立，右腿向后蹬一大步，妈妈骨盆端平，吸气向上，呼气左脚呈弓步向下蹲，注意膝盖对着第二个脚趾的方向，但不超过脚趾，妈妈手扶宝宝腋下，宝宝坐于妈妈的左大腿上。第二遍换侧来做。

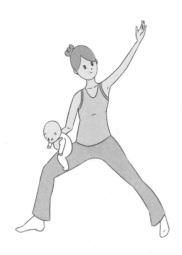

（12）勇士二式

妈妈站立，左腿向后蹬一大步，脚横踩在地上，两脚呈"丁字步"，右脚呈弓步向下蹲，注意膝盖对着第二个脚趾的方向，但不超过脚趾，妈妈右手扶宝宝腋下，宝宝坐于妈妈的右大腿上，吸气左手画圈，呼气还原。第二遍换侧来做。

（13）漫步式

妈妈站立，一手穿过宝宝胸前，用虎口抓稳宝宝对侧腋下，宝宝俯卧在妈妈腋下。妈妈另一个手臂甩动起来行走，边走边想着放松放松，就像没有抱宝宝，感受关节的灵活与伸展，慢慢在放松的基础上加快步伐。

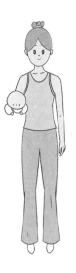

（14）放松

妈妈和宝宝侧卧，或宝宝趴在妈妈身上、妈妈仰卧在地垫上，闭上眼睛，休息放松。

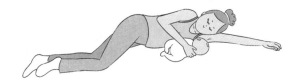

五、与体重管理有关的因素——生活方式

1 与宝宝同步休息

良好的休息与优质的睡眠是产后最重要的事情，月子里就要特别注意静养与睡眠，避免疲劳。那么，如何才能有效调整睡眠呢？我们建议：

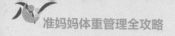

（1）尽量与宝宝同步休息

为了保证精力恢复和乳汁充沛，产后新妈妈要注意劳逸结合，保持充足的精力。宝宝每日需要睡大约 15 h，成人每日所需的睡眠时间则在 8h 左右。所以，新妈妈要充分利用宝宝睡觉的时间，只要宝宝睡着了，妈妈如果感到疲劳，也马上抓紧时间休息。

（2）提高自己的睡眠质量

进行适量的锻炼，有助于促进睡眠，并提高睡眠质量。另外，每日的运动时间应保证在 0.5 h 以上，这样才能达到安眠的效果。

（3）学会睡前放松

利用睡前 0.5 h 放松自己，如看书、听音乐、做按摩等，切忌在睡前仍然忙于照顾宝宝，这样很容易引起焦虑感，影响睡眠质量。

2 预防产后情绪低落

随着宝宝的出生，一家人都开心地围绕在新生宝宝身边，新妈妈却像变了一个人，在情绪方面有时候会明显失控。其实作为一名新手妈妈，在准备不足的情况下，确实对发生的各种问题会措手不及。比如宝宝刚出生总是哭闹，哄也哄不好；比如在育儿观念上跟婆婆意见不一；如月子里遇到涨奶，动不动就乳腺炎发作等。碰到的问题都会影响到新妈妈的心情而导致产后情绪低落，产后情绪低落会影响产后恢复，情况严重时还可能转为产后抑郁症。

因此，新妈妈要学会调整自己的情绪，预防产后情绪低落，那如果新妈妈出现了这类心理问题，家属们应该怎么预防为妙呢？

（1）家人多与产妇进行交流

在孩子没出生之前，大部分家庭都是围着孕妇妈妈在转，当宝宝出生了，立刻都围着宝宝转了。对于这样的心理落差，新手上任的产妇妈妈会明显地表现出不适应，因为刚刚生完了孩子，自己的身体正剧烈疼痛着，所以这个时候新妈妈最需要的，是周围亲友对自己的关注和照顾。因此家属们得和新妈妈多交流，让她不会感觉自己被冷落，这也才会降低出现抑郁的概率。

（2）丈夫承担责任，多多陪伴新妈妈

相比其他人，丈夫的陪伴会让新手妈妈更觉得踏实和安心。在产后最重要的月子期间，丈夫不要因为自己工作忙，而忽略了对妻子的关心和重视，还应承担起部分照顾宝宝的任务，比如换尿片、洗奶瓶等，否则产妇会认为只有自己一个人在为小家庭付出，这样也会产生一些心理方面的问题。

（3）新妈妈尽可能多参加一些集体活动

通常在医院或社区检查时，新妈妈会因为怀孕和宝宝认识一些朋友，产妇们可以互相进行交流，也有助于大家一起分享各自的经验和心路历程。对于生娃压力和家庭矛盾，也可以在这样的集体活动中，得到一定效果的缓解。所以，生完宝宝坐完月子，不妨和朋友们约一约，聊一聊，放松自己也能开导别人。

3 走开！产后抑郁症

虽然宝宝的哭闹，生病等情况会让新妈妈觉得沮丧和慌张，但绝大多数新妈妈都会为宝宝的出生而感到由衷的高兴，并能很快调整自己的情绪，把精力投入到照顾宝宝的节奏中去。实际上，产后刚开始的时候，新妈妈的情绪低落是正常的，大约80%的新妈妈都有过这种由顶峰突然跌落谷底的心理体验，这是因为新妈妈体内的激素水平在分娩后的2～4 d发生了变化导致的，会经常出现悲伤或者烦躁的现象。

不过，产后情绪低落来得快，去得也快，这种情绪起伏变化通常两周内会自行缓解，不用人为干预，但如果新妈妈的情绪低落状况迟迟没有好转，或者无法自拔，觉得生活很没意思，有时还会出现伤害自己和孩子的念头，那已发展成产后抑郁症。

目前还没有证据表明是哪种具体原因才诱发了产后抑郁症，但可以确定的是新妈妈因为带宝宝而与亲友疏远，是诱发产后抑郁症的重要原因。而且，由于白天夜晚都需要母乳喂养，新妈妈休息不够，过度疲劳，也很容易产生委屈、易怒、烦躁的情绪，从而导致产后抑郁症。

产后抑郁的典型表现是被困住，以及深深的疲惫感。与其他抑郁障碍相同，产后抑郁症常表现为：情绪低落、担心多虑、悲伤哭泣、胆小害怕、烦躁不安、易激惹发火，严重时新妈妈会失去生活自理和照顾婴儿的能力，悲观绝望、自伤自杀。通常，产后抑郁发生在分娩后 4 ~ 6 周内，但并不代表过了这个阶段它就不会发生，事实上在分娩数月后患上产后抑郁的新妈妈也很多。

那新妈妈应该怎样快速调整自己的产后情绪，尽早恢复呢？我们建议：

新妈妈要了解自己的身体变化，多和家人沟通。新妈妈提前学习育儿护理知识，了解自己经历的生理变化，比如可以通过网络了解抚养宝宝的专业知识，或者到医疗机构参加孕妇学校，定期上培训课程等。遇到问题新妈妈要主动寻求家人和亲友的帮助，条件允许的家庭可以请个专业的月嫂来帮忙，这样可以减轻新妈妈的负担。

爸爸要主动担负起育儿责任。家人要多关注产妇，尤其是新爸爸也要学习基础的婴儿护理方法，多陪伴妻子说说话，分担一些事情。如果是请婆婆来护理月子，新爸爸一定要做好安排和沟通，平衡母亲和妻子之间的关系是新爸爸的任务，这样可以让新妈妈觉得自己得到了爱护。

新妈妈要学会自我放松。新妈妈要学会创造条件，让自己及时休息和放松，有时是适度的运动或者家务，有时是半小时的小憩，不仅能转移注意力，也会给自己带来好心情。

及时寻求专业帮助。产后社区医院安排的保健医生探视，一般在月子里会上门两次，工作内容通常有婴儿检查、健康宣教、母乳喂养、营养指导、心理咨询等，通常可以在一定程度上减少新妈妈因产后知识、技能匮乏而引起的焦虑与抑郁，所以要接受检查并如期进行。

4 做一个快乐健康的新妈妈

初为人母，新妈妈应保持健康的心态，从生活中寻找乐趣，做一个健康快乐的妈妈，对宝宝的益处也很多。我们希望以下的建议能帮到新妈妈：

（1）保持充足的睡眠，抽时间多休息

睡眠是最快捷的恢复方式，只有身体恢复了，才能有精力做其他的事情。对产后的新妈妈来说要保持充足的睡眠很难得，不妨让丈夫替自己照看一下孩子，一来能够弥补自己的睡眠不足，二来也能增进宝宝和爸爸的亲密感。

（2）对家务家事少操心

新妈妈原本就承担着哺育宝宝的任务，可家内家外总有让自己看不过眼的事情要管。在这特殊期间，就别过分地苛求自己和他人啦，室内脏一些、乱一点没关系的，这只是暂时的，大家都需要一个习惯的过程嘛。不要过分要求和责怪丈夫及家人，更不要事必躬亲，什么活都要包揽下来，最重要的任务是加强营养和休息，争取早日恢复健康，才能把宝宝照顾好啊。

（3）正确看待孩子的哭闹

宝宝通过哭来表达自己与外界的信息沟通，通过父母对哭的反应，宝宝可以获得需要，还能获得安全感。所以新妈妈在宝宝哭闹时不必焦虑和烦躁，排除了喂奶和换尿片的原因之外，不妨多亲亲他，抱抱他，对他温柔地说说话，唱一会儿儿歌，安抚一下宝宝。

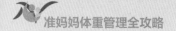

（4）和过来人交流生活经验

无论怀孕还是产后恢复，新妈妈应多和亲朋好友沟通，尤其是从有经验的人那儿获得许多实用的育儿经，在很大程度上可以使自己减轻压力，免得整日在家忙孩子忙家务而落入情绪低潮中。等宝宝再大一些，可以和其他宝妈约了一起散步、游玩，分享一下当妈妈的苦与乐，一定能使自己积极地面对生活。

（5）降低对事业的期望值

生活中有不少妈妈有着很强的事业心，这是好事情：只有不断自我成长和自我突破，认识自我价值，才能做个独立自主的女性，但有的妈妈产后立刻就恢复上班，希望能把怀孕期间耽误的业绩弥补上来，这种想法我们并不提倡。毕竟现阶段，恢复身体和照顾好宝宝是第一位的。只有精力和体力恢复了，我们才能迎接更多的挑战，努力实现工作和生活的平衡。

（6）放松自己，享受生活

做妈妈以后，想想你有多久没有时间看小说、看电影啦？不妨在照顾宝宝的闲暇，让自己先愉悦起来，比如泡个热水澡，和家人饭后散个步，和闺蜜煲个电话粥，和丈夫约一场电影，给自己安排一个全身体检等，忙里偷闲的活动会让新妈妈更珍惜，因而容光焕发。

（7）压力大时务必寻求帮助

有了宝宝后对妈妈来说，或许更能深刻理解生育和母亲的意义。无论是生孩子还是养育孩子都不是一件简单的事，期间真切复杂的感受只有自己才能体会，有时突然一阵伤感和失落会涌上心头，但只有更坚强地面对困难，才能增进对生命的理解。压力过大时建议找专业医生解决，寻求正确的压力缓解方式，新妈妈和丈夫及家庭应一起面对、解决这些问题。如有需要，可在医生的建议下应用抗抑郁症药物，主要是选择不进入乳汁中的药物，因此可用于产后抑郁症。

附录1 常见食物热量表

名　称	可食部分（%）	热量	蛋白质（g）	脂肪（g）	膳食纤维（g）	碳水化物（g）
谷类及其制品						
大麦（元麦）	100	1 285 kJ（307 g）	10.2	1.4	9.9	63.4
稻米（大米）	100	1 448 kJ（346 g）	7.4	0.8	0.7	77.2
方便面	100	1 975 kJ（472 g）	9.5	21.1	0.7	60.9
麸皮	100	920 kJ（220 g）	15.8	4.0	31.3	30.1
高粱米	100	1 469 kJ（351 g）	10.4	3.1	4.3	70.4
挂面（标准粉）	100	1 440 kJ（344 g）	10.1	0.7	1.6	74.4
黑米（稻米（紫））	100	1 394 kJ（333 g）	9.4	2.5	3.9	68.3
花卷	100	908 kJ（217 g）	6.4	1.0	0.0	45.6
黄米	100	1 432 kJ（342 g）	9.7	1.5	4.4	72.5
煎饼	100	1 394 kJ（333 g）	7.6	0.7	9.1	74.7
烤麸	100	506 kJ（121 g）	20.4	0.3	0.2	9.1
苦荞麦粉	100	1 272 kJ（304 g）	9.7	2.7	5.8	60.2
烙饼（标准粉）	100	1 067 kJ（255 g）	7.5	2.3	1.9	51.0
馒头（蒸，标粉）	100	975 kJ（233 g）	7.8	1.0	1.5	48.3
面筋（水）（水面筋）	100	586 kJ（140 g）	23.5	0.1	0.9	11.4
面筋（油）（油面筋）	100	2 050 kJ（490 g）	26.9	25.1	1.3	39.1
面条（富强粉）（切面）	100	1 192 kJ（285 g）	9.3	1.1	0.4	59.5
面条（干）	100	1 485 kJ（355 g）	11.0	0.1	0.2	77.5
米饭（蒸，籼米）	100	477 kJ（144 g）	2.5	0.2	0.4	25.6
米粉（干，细）	100	1 448 kJ（346 g）	8.0	0.1	0.1	78.2
米粥（粳米）	100	192 kJ（46 g）	1.1	0.3	0.1	9.8
糯米（优糯米）	100	1 439 kJ（344 g）	9.0	1.0	0.6	74.7
荞麦	100	1 356 kJ（324 g）	9.3	2.3	6.5	66.5
青稞	100	1 666 kJ（298 g）	10.2	1.2	13.4	61.6
烧饼（糖）	100	1 264 kJ（302 g）	8.0	2.1	0.0	62.7
通心面（通心粉）	100	1 465 kJ（350 g）	11.9	0.1	0.4	75.4
小麦（龙麦）	100	1 473 kJ（352 g）	12.0	0.0	10.2	76.1
小麦粉（标准粉）	100	1 440 kJ（344 g）	11.2	1.5	2.1	71.5
小米	100	1 499 kJ（358 g）	9.0	3.1	1.6	73.5

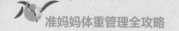

（续表）

名 称	可食部分（%）	热量	蛋白质（g）	脂肪（g）	膳食纤维（g）	碳水化物（g）
小米粥	100	193 kJ（46 g）	1.4	0.7	0.0	8.4
燕麦片	100	1 536 kJ（367 g）	15.0	6.7	5.3	61.6
薏米（薏苡回回米）	100	1 494 kJ（357 g）	12.8	3.3	2.0	69.1
莜麦面	100	1 612 kJ（385 g）	12.2	7.2	0.0	67.8
油条	100	1 616 kJ（386 g）	6.9	17.6	0.9	50.1
玉米（白，包谷）	100	1 406 kJ（336 g）	8.8	3.8	8.0	66.7
玉米面（白）	100	1 423 kJ（340 g）	8.0	4.5	6.2	66.9
玉米糁（黄）	100	1 452 kJ（347 g）	7.9	3.0	3.6	72.0
玉米粥（即食）	100	1 632 kJ（390 g）	7.2	3.7	0.4	81.9
糌粑（稞麦（熟品））	100	1 076 kJ（257 g）	4.1	13.1	1.8	30.7

干豆类、淀粉及其制品

名 称	可食部分（%）	热量	蛋白质（g）	脂肪（g）	膳食纤维（g）	碳水化物（g）
扁豆	100	1 364 kJ（326 g）	25.3	0.4	6.5	55.4
蚕豆（去皮）	100	1 272 kJ（304 g）	24.6	1.1	10.9	49.0
臭干	100	414 kJ（99 g）	10.2	4.6	0.4	4.1
豆腐（内酯豆腐）	100	205 kJ（49 g）	5.0	1.9	0.4	2.9
豆腐（北）	100	410 kJ（98 g）	12.2	4.8	0.5	1.5
豆腐干	100	586 kJ（140 g）	16.2	3.6	0.8	10.7
豆腐卷	100	841 kJ（201 g）	17.9	11.6	1.0	6.2
豆腐脑（老豆腐）	100	42 kJ（10 g）	1.9	0.8	0.0	0.0
豆腐皮	100	1 712 kJ（409 g）	44.6	17.4	0.2	18.6
豆腐丝	100	841 kJ（201 g）	21.5	10.5	1.1	5.1
豆浆	100	54 kJ（13 g）	1.8	0.7	1.1	0.0
豆沙	100	1 017 kJ（243 g）	5.5	1.9	1.7	51.0
腐乳（白）	100	556 kJ（133 g）	10.9	8.2	0.9	3.9
腐竹	100	1 920 kJ（459 g）	44.6	21.7	1.0	21.3
黑豆（黑大豆）	100	385 kJ（381 g）	36.1	15.9	10.2	23.3
红豆馅	100	1 004 kJ（240 g）	4.8	3.6	7.9	47.2
黄豆（大豆）	100	1 502 kJ（359 g）	35.1	16.0	15.5	18.6
豇豆	100	1 347 kJ（322 g）	19.3	1.2	7.1	58.5
绿豆	100	1 322 kJ（316 g）	21.6	0.8	6.4	55.6
绿豆饼（饼折）	100	510 kJ（122 g）	15.2	1.2	0.0	12.7
绿豆面	100	1 381 kJ（330 g）	20.8	0.7	5.8	60.0
蒲包干	100	565 kJ（135 g）	12.1	5.7	0.0	8.9

（续表）

名　　称	可食部分（%）	热量	蛋白质（g）	脂肪（g）	膳食纤维（g）	碳水化物（g）
千张（百页）	100	1 100 kJ（260 g）	24.5	16.0	1.0	4.5
青豆（青大豆）	100	1 561 kJ（373 g）	34.6	16.0	12.6	22.7
素大肠	100	640 kJ（153 g）	18.1	3.6	1.0	12.0
素火腿	100	883 kJ（211 g）	19.1	13.2	0.9	3.9
素鸡	100	803 kJ（192 g）	16.5	12.5	0.9	3.3
豌豆	100	1 297（313 g）	20.3	1.1	10.4	55.4
小豆（红，红小豆）	100	1 293（309 g）	20.2	0.6	7.7	55.7
油豆腐（豆腐泡）	100	1 063（244 g）	17.0	17.6	0.6	4.3
油炸豆瓣	100	1 695（405 g）	25.1	9.8	0.7	54.0
芸豆（白）	100	1 239（296 g）	23.4	1.4	9.8	47.4
扁豆（鲜）	91	155 kJ（37 g）	2.7	0.2	2.1	6.1
蚕豆（鲜）	31	435 kJ（104 g）	8.8	0.4	3.1	16.4
刀豆	92	146 kJ（35 g）	3.1	0.2	1.8	5.3
豆角	96	126 kJ（30 g）	2.5	0.2	2.1	4.6
发芽豆	83	536 kJ（128 g）	12.4	0.7	1.3	18.1
荷兰豆	88	113 kJ（27 g）	2.5	0.3	1.4	3.5
黄豆芽	100	184 kJ（44 g）	4.5	1.6	1.5	3.0
豇豆（鲜）	97	121 kJ（29 g）	2.9	0.3	2.3	3.6
绿豆芽	100	75 kJ（18 g）	2.1	0.1	0.8	2.1
龙豆	98	134 kJ（32 g）	3.7	0.5	1.9	3.1
毛豆（青豆）	53	515 kJ（123 g）	13.1	5.0	4.0	6.5
四季豆（菜豆）	96	117 kJ（28 g）	2.0	0.4	1.5	4.2
豌豆（鲜）	42	439 kJ（105 g）	7.4	0.3	3.0	18.2
豌豆苗	98	121 kJ（29 g）	3.1	0.6	0.0	2.8
芸豆（鲜）	96	104 kJ（25 g）	0.8	0.1	2.1	5.3

薯类及其制品

名　　称	可食部分（%）	热量	蛋白质（g）	脂肪（g）	膳食纤维（g）	碳水化物（g）
马铃薯（土豆洋芋）	94	318 kJ（76 g）	2.0	0.2	0.7	16.5
马铃薯粉（土豆粉）	100	1 410 kJ（337 g）	7.2	0.5	1.4	76.0
马铃薯片（油炸，油炸土豆片）	100	2 561 kJ（612 g）	4.0	48.4	1.9	40.0
马铃薯丝（脱水）	100	1 435 kJ（343 g）	5.2	0.6	3.3	79.2
魔芋精粉（鬼芋粉南星粉）	100	155 kJ（37 g）	4.6	0.1	74.4	4.4

（续表）

名　称	可食部分（%）	热量	蛋白质（g）	脂肪（g）	膳食纤维（g）	碳水化物（g）
苣莲（苤蓝球茎,甘蓝）	61	121 kJ（29 g）	2.3	0.0	3.6	5.0
藕（莲藕）	88	293 kJ（70 g）	1.9	0.2	1.2	15.2
苤蓝（玉蔓菁）	78	126 kJ（30 g）	1.3	0.2	1.3	5.7
山药（薯蓣）	83	234 kJ（56 g）	1.9	0.2	0.8	11.6
甘薯（红心,山芋红薯）	90	414 kJ（99 g）	1.1	0.2	1.6	23.1
甘薯（白心,红皮山芋）	86	435 kJ（104 g）	1.4	0.2	1.0	24.2
淀粉（团粉，芡粉）	100	1 448 kJ（346 g）	1.5	0.0	0.8	85.0
粉皮	100	268 kJ（64 g）	0.2	0.3	0.0	15.0
粉丝	100	1 402 kJ（335 g）	0.8	0.2	1.1	82.6
蔬菜及其制品						
白菜（大白菜）	92	88 kJ（21 g）	1.7	0.2	0.6	3.1
小白菜（青菜,白菜）	81	63 kJ（15 g）	1.5	0.3	1.1	1.6
菠菜（赤根菜）	89	96 kJ（24 g）	2.6	0.3	1.7	2.8
菜花（花椰菜）	82	96 kJ（24 g）	2.1	0.2	1.2	3.4
西兰花（绿菜花）	83	138 kJ（33 g）	4.1	0.6	1.6	2.7
油菜	87	96 kJ（23 g）	1.8	0.5	1.1	2.7
油菜苔	82	84 kJ（20 g）	3.2	0.4	2.0	1.0
圆白菜（甘蓝,卷心菜）	86	92 kJ（22 g）	1.5	0.2	1.0	3.6
枸杞菜（枸杞地骨）	49	184 kJ（44 g）	5.6	1.1	1.6	2.9
茴香菜（小茴香）	86	100 kJ（24 g）	2.5	0.4	1.6	2.6
茭白（茭笋茭粑）	74	96 kJ（23 g）	1.2	0.2	1.9	4.0
芥蓝（甘蓝菜）	78	79 kJ（19 g）	2.8	0.4	1.6	1.0
芥菜（小叶芥菜）	88	100 kJ（24 g）	2.5	0.4	1.0	2.6
金针菜（黄花菜）	98	832 kJ（199 g）	19.4	1.4	7.7	27.2
韭菜	90	109 kJ（26 g）	2.4	0.4	1.4	3.2
韭芽（韭黄）	88	92 kJ（22 g）	2.3	0.2	1.2	2.7
萝卜缨（白）	100	59 kJ（14 g）	2.6	0.3	1.4	0.3
芦笋（石刁柏龙须菜）	90	75 kJ（18 g）	1.4	0.1	1.9	3.0
马兰头（马兰鸡儿肠）	100	105 kJ（25 g）	2.4	0.4	1.6	3.0
苜蓿（草头金花菜）	100	251 kJ（60 g）	3.9	1.0	2.1	8.8
牛俐生菜（油麦菜）	81	63 kJ（15 g）	1.4	0.4	0.6	1.5
荠菜（蓟菜）	88	112 kJ（27 g）	2.9	0.4	1.7	3.0
芹菜（白茎,旱芹药芹）	66	59 kJ（14 g）	0.8	0.1	1.4	2.5

（续表）

名　称	可食部分（%）	热量	蛋白质（g）	脂肪（g）	膳食纤维（g）	碳水化物（g）
芹菜（水芹菜）	60	54 kJ（13 g）	1.4	0.2	0.9	1.3
蒜苗（蒜苔）	82	155 kJ（37 g）	2.1	0.4	1.8	6.2
茼蒿（蓬蒿菜艾菜）	82	88 kJ（21 g）	1.9	0.3	1.2	2.7
蕹菜（空心菜）	76	84 kJ（20 g）	2.2	0.3	1.4	2.2
乌菜（塌菜，塌棵菜）	89	105 kJ（25 g）	2.6	0.4	1.4	2.8
莴苣笋（莴苣）	62	59 kJ（14 g）	1.0	0.1	0.6	2.2
莴苣叶（莴笋叶）	89	75 kJ（18 g）	1.4	0.2	1.0	2.6
苋菜（青，绿苋菜）	74	104 kJ（25 g）	2.8	0.3	2.2	2.8
苋菜（紫，紫苋菜红苋）	73	130 kJ（31 g）	2.8	0.3	1.8	4.1
香椿（香椿头）	76	197 kJ（47 g）	1.7	0.4	1.8	9.1
大葱（鲜）	82	126 kJ（30 g）	1.7	0.3	1.3	5.2
大蒜（蒜头）	85	527 kJ（126 g）	4.5	0.2	1.1	26.5
小葱	73	100 kJ（24 g）	1.6	0.4	1.4	3.5
芫荽（香菜，香荽）	81	130 kJ（31 g）	1.8	0.4	1.2	5.0
芫荽（脱水）	100	1 226 kJ（293 g）	7.4	1.3	8.2	63.0
胡萝卜（红）	96	155 kJ（37 g）	1.0	0.2	1.1	7.7
萝卜	94	84 kJ（20 g）	0.8	0.1	0.6	4.0
冬瓜	80	46 kJ（11 g）	0.4	0.2	0.7	1.9
黄瓜（胡瓜）	92	63 kJ（15 g）	0.8	0.2	0.5	2.4
苦瓜（凉瓜，赖葡萄）	81	79 kJ（19 g）	1.0	0.1	1.4	3.5
丝瓜	83	84 kJ（20 g）	1.0	0.2	0.6	3.6
西葫芦	73	75 kJ（18 g）	0.8	0.2	0.6	3.2
茄子（长）	96	79 kJ（19 g）	1.0	0.1	1.9	3.5
青椒（灯笼椒,柿子椒,大椒）	82	92 kJ（22 g）	1.0	0.2	1.4	4.0
番茄（西红柿，番柿）	97	79 kJ（19 g）	0.9	0.2	0.5	3.5
葫子（茄科）	85	113 kJ（27 g）	0.7	0.1	0.9	5.9
辣椒（红尖，干）	88	887 kJ（212 g）	15.0	12.0	41.7	11.0
茄子	93	88 kJ（21 g）	1.1	0.2	1.3	3.6
秋葵（黄秋葵,羊角豆）	88	155 kJ（37 g）	2.0	0.1	3.9	7.1
姜	95	171 kJ（41 g）	1.3	0.6	2.7	7.6
洋姜（洋生姜，菊芋）	100	234 kJ（56 g）	2.4	0.0	4.3	11.5
竹笋	63	79 kJ（19 g）	2.6	0.2	1.8	1.8
葱头（洋葱）	90	163 kJ（39 g）	1.1	0.2	0.9	8.1

（续表）

名　　称	可食部分（%）	热量	蛋白质（g）	脂肪（g）	膳食纤维（g）	碳水化物（g）
菌藻类						
草菇（大黑头细花草）	100	96 kJ（23 g）	2.7	0.2	1.6	2.7
冬菇（干，毛柄金线菌）	86	887 kJ（212 g）	17.8	1.3	32.3	32.3
发菜	100	1 029 kJ（246 g）	22.8	0.8	21.9	36.8
海带（干，江白菜，昆布）	98	318 kJ（77 g）	1.8	0.1	6.1	17.3
黄蘑	89	695 kJ（166 g）	16.4	1.5	18.3	21.8
金针菇（智力菇）	100	109 kJ（26 g）	2.4	0.4	2.7	3.3
口蘑（白蘑）	100	1 013 kJ（242 g）	38.7	3.3	17.2	14.4
蘑菇（鲜，鲜蘑）	99	84 kJ（20 g）	2.7	0.1	2.1	2.0
木耳（水发，黑木耳，云耳）	100	88 kJ（21 g）	1.5	0.2	2.6	3.4
平菇（鲜，糙皮）	93	84 kJ（20 g）	1.9	0.3	2.3	2.3
琼脂（紫菜胶）	100	1 301 kJ（311 g）	1.1	0.2	0.1	76.2
松蘑（松口蘑，松茸）	100	469 kJ（112 g）	20.3	3.2	47.8	0.4
苔菜（苔条条浒苔）	100	619 kJ（148 g）	19.0	0.4	9.1	17.2
香菇（干，香蕈，冬菇）	95	883 kJ（211 g）	20.0	1.2	31.6	30.1
香菇（鲜，香蕈，冬菇）	100	79 kJ（19 g）	2.2	0.3	3.3	1.9
羊肚菌（干，狼肚）	100	1 234 kJ（295 g）	26.9	7.1	12.9	30.8
银耳（白木耳）	96	837 kJ（200 g）	10.0	1.4	30.4	36.9
榛蘑（假蜜环菌）	77	657 kJ（157 g）	9.5	3.7	10.4	21.5
珍珠白蘑	100	887 kJ（212 g）	18.3	0.7	23.3	33.0
紫菜	100	866 kJ（207 g）	26.7	1.1	21.6	22.5
水果类及其制品						
芭蕉(甘蕉，板蕉，牙蕉)	68	456 kJ（109 g）	1.2	0.1	3.1	25.8
菠萝（凤梨，地菠萝）	68	172 kJ（41 g）	0.5	0.1	1.3	9.5
菠萝蜜肉	43	431 kJ（103 g）	0.2	0.3	0.8	24.9
草莓	97	126 kJ（30 g）	1.0	0.2	1.1	6.0
橙	74	197 kJ（47 g）	0.8	0.2	0.6	10.5
番石榴（鸡矢果，番桃）	97	172 kJ（41 g）	1.1	0.4	5.9	8.3
柑	77	213 kJ（51 g）	0.7	0.2	0.4	11.5
橄榄（白榄）	80	205 kJ（49 g）	0.8	0.2	4.0	11.1
甘蔗汁	100	268 kJ（64 g）	0.4	0.1	0.6	15.4

（续表）

名　　称	可食部分（%）	热量	蛋白质（g）	脂肪（g）	膳食纤维（g）	碳水化物（g）
桂圆（鲜）	50	293 kJ（70 g）	1.2	0.1	0.4	16.2
桂圆（干，龙眼，圆眼）	37	1 142 kJ（273 g）	5.0	0.2	2.0	62.8
金桔（金枣）	89	230 kJ（55 g）	1.0	0.2	1.4	12.3
桔（福桔）	67	188 kJ（45 g）	1.0	0.2	0.4	9.9
李（玉皇李）	91	151 kJ（36 g）	0.7	0.2	0.9	7.8
梨	75	134 kJ（32 g）	0.4	0.1	2.0	7.3
荔枝（鲜）	73	293 kJ（70 g）	0.9	0.2	0.5	16.1
芒果（抹猛果，望果）	60	134 kJ（32 g）	0.6	0.2	1.3	7.0
柠檬	66	146 kJ（35 g）	1.1	1.2	1.3	4.9
柠檬汁	100	109 kJ（26 g）	0.9	0.2	0.3	5.2
枇杷	62	163 kJ（39 g）	0.8	0.2	0.8	8.5
苹果	76	218 kJ（52 g）	0.2	0.2	1.2	12.3
葡萄	86	180 kJ（43 g）	0.5	0.2	0.4	9.9
葡萄干	100	1 427 kJ（341 g）	2.5	0.4	1.6	81.8
人参果	88	335 kJ（80 g）	0.6	0.7	3.5	17.7
桑葚	100	205 kJ（49 g）	1.7	0.4	4.1	9.7
柿	87	297 kJ（71 g）	0.4	0.1	1.4	17.1
石榴（红粉皮石榴）	57	268 kJ（64 g）	1.3	0.1	4.9	14.5
酸枣棘	52	1 163 kJ（278 g）	3.5	1.5	10.6	62.7
桃	86	201 kJ（48 g）	0.9	0.1	1.3	10.9
无花果	100	247 kJ（59 g）	1.5	0.1	3.0	13.0
香蕉	59	380 kJ（91 g）	1.4	0.2	1.2	20.8
杏	91	151 kJ（36 g）	0.9	0.1	1.3	7.8
杨梅（树梅，山杨梅）	82	117 kJ（28 g）	0.8	0.2	1.0	5.7
桃（杨桃）	88	121 kJ（29 g）	0.6	0.2	1.2	6.2
椰子	33	967 kJ（231 g）	4.0	12.1	4.7	26.6
樱桃	80	192 kJ（46 g）	1.1	0.2	0.3	9.9
柚（文旦）	69	172 kJ（41 g）	0.8	0.2	0.4	9.1
枣（鲜）	87	510 kJ（122 g）	1.1	0.3	1.9	28.6
枣（干）	80	1 105 kJ（264 g）	3.2	0.5	6.2	61.6
猕猴桃（中华猕猴桃，羊桃）	83	234 kJ（56 g）	0.8	0.6	2.6	11.9
白瓜	83	42 kJ（10 g）	0.9	0.0	0.9	1.7
木瓜	86	113 kJ（27 g）	0.4	0.1	0.8	6.2

（续表）

名　　称	可食部分（%）	热量	蛋白质（g）	脂肪（g）	膳食纤维（g）	碳水化物（g）
哈蜜瓜	71	142 kJ（34 g）	0.5	0.1	0.2	7.7
坚果、种子类						
花生仁（炒）	100	2 431 kJ（581 g）	24.1	44.4	4.3	21.2
葵花子（炒）	52	2 577 kJ（616 g）	22.6	52.8	4.8	12.5
莲子（干）	100	1 438 kJ（344 g）	17.2	2.0	3.0	64.2
栗子（鲜，板栗）	80	774 kJ（185 g）	4.2	0.7	1.7	40.5
毛核桃（鲜）	38	728 kJ（174 g）	12.0	6.7	5.4	16.3
南瓜子（炒，白瓜子）	68	2 401 kJ（574 g）	36.0	46.1	4.1	3.8
芡实米（鸡头米）	100	1 469 kJ（351 g）	8.3	0.3	0.9	78.7
山核桃（熟，小核桃）	30	2 494 kJ（596 g）	7.9	50.8	7.8	26.8
松子（炒）	31	2 590 kJ（619 g）	14.1	58.5	12.4	9.0
西瓜子	38	2 264 kJ（541 g）	30.3	46.5	13.2	0.2
杏仁	100	2 151 kJ（514 g）	24.7	44.8	19.2	2.9
榛子（炒）	21	2 485 kJ（594 g）	30.5	50.3	8.2	4.9
白果（干，银杏）	67	1 485 kJ（355 g）	13.2	1.3	0.0	72.6
核桃（干，胡桃）	43	2 623 kJ（627 g）	14.9	58.8	9.5	9.6
花生（生，落花生，长生果）	53	1 247 kJ（298 g）	12.1	25.4	7.7	5.2
畜肉及其制品						
猪肉（肥，瘦）	100	1 653 kJ（395）	13.2	37.0	0.0	2.4
猪肉（肥）	100	3 414 kJ（816 g）	2.4	90.4	0.0	0.0
猪肉（后蹄膀，后肘）	73	1 339 kJ（320 g）	17.0	28.0	0.0	0.0
猪肉（脊背，里脊）	100	649 kJ（155 g）	20.2	7.9	0.0	0.7
猪肉（肋条肉）	96	2 377 kJ（568 g）	9.3	59.0	0.0	0.0
猪肉松	100	1 657 kJ（396 g）	23.4	11.5	0.0	49.7
猪大肠	100	799 kJ（191 g）	6.9	18.7	0.0	0.0
猪肚	96	460 kJ（110 g）	15.2	5.1	0.0	0.7
猪耳	100	795 kJ（190 g）	22.5	11.1	0.0	0.0
猪肺	97	351 kJ（84 g）	12.2	3.9	0.0	0.1
猪肝	99	540 kJ（129 g）	19.3	3.5	0.0	5.0
猪脑	100	548 kJ（131 g）	10.8	9.8	0.0	0.0
猪舌（口条）	94	975 kJ（233 g）	15.7	18.1	0.0	1.7

（续表）

名　　称	可食部分（%）	热量	蛋白质（g）	脂肪（g）	膳食纤维（g）	碳水化物（g）
猪肾（猪腰子）	93	402 kJ（96 g）	15.4	3.2	0.0	1.4
猪蹄（爪尖）	60	1 113 kJ（266 g）	22.6	20.0	0.0	3.0
猪小排（排骨）	72	1 163 kJ（278 g）	16.7	23.1	0.0	0.7
猪心	97	498 kJ（119 g）	16.6	5.3	0.0	1.1
猪血	100	230 kJ（55 g）	12.2	0.3	0.0	0.9
肠（广东香肠）	100	1 812 kJ（433 g）	18.0	37.3	0.0	6.4
肠（火腿肠）	100	887 kJ（212 g）	14.0	10.4	0.0	15.6
火腿（金华火腿）	100	1 331 kJ（318 g）	16.4	28.0	0.0	0.0
咸肉	100	1 611 kJ（385 g）	16.5	36.0	0.0	0.0
牛肉（肥瘦）	100	795 kJ（190 g）	18.1	13.4	0.0	0.0
牛肉（五花，肋条）	100	155 kJ（123 g）	18.6	5.4	0.0	0.0
牛肉（瘦）	100	444 kJ（106 g）	20.2	2.3	0.0	1.2
牛肉干	100	2 301 kJ（550 g）	45.6	40.0	0.0	1.9
牛舌	100	820 kJ（196 g）	17.0	13.3	0.0	2.0
羊肉（肥，瘦）	90	825 kJ（198 g）	19.0	14.1	0.0	0.0
羊肉（瘦）	90	494 kJ（118 g）	20.5	3.9	0.0	0.2
禽肉及其制品						
鸡	66	699 kJ（167 g）	19.3	9.4	0.0	1.3
鸡（母，一年内鸡）	66	1 071 kJ（256 g）	20.3	16.8	0.0	5.8
鸡（土鸡，家养）	58	519 kJ（124 g）	21.6	4.5	0.0	0.0
鸡（乌骨鸡）	48	464 kJ（111 g）	22.3	2.3	0.0	0.3
鸡翅	69	812 kJ（194 g）	17.4	11.8	0.0	4.6
鸡肝	100	506 kJ（121 g）	16.6	4.8	0.0	2.8
鸡肉松	100	1 841 kJ（440 g）	7.2	16.4	0.0	65.8
鸡腿	69	757 kJ（181 g）	16.4	13.0	0.0	0.0
鸡心	100	720 kJ（172 g）	15.9	11.8	0.0	0.6
鸡胸脯肉	100	556 kJ（133 g）	19.4	5.0	0.0	2.5
鸡血	100	205 kJ（49 g）	7.8	0.2	0.0	4.1
鸡爪	60	1 063 kJ（254 g）	23.9	16.4	0.0	2.7
鸡肫（鸡胗）	100	494 kJ（118 g）	19.2	2.8	0.0	4.0
鸭	68	1 004 kJ（240 g）	15.5	19.7	0.0	0.2
鸭（北京填鸭）	75	1 774 kJ（424 g）	9.3	41.3	0.0	3.9
鸭肠	53	540 kJ（129 g）	14.2	7.8	0.0	0.4

（续表）

名　　称	可食部分（%）	热量	蛋白质（g）	脂肪（g）	膳食纤维（g）	碳水化物（g）
鸭舌（鸭条）	61	1 025 kJ（245 g）	16.6	19.7	0.0	0.4
鸭肫	93	383 kJ（92 g）	17.9	1.3	0.0	2.1
鸭掌	59	628 kJ（150 g）	13.4	1.9	0.0	19.7
鹌鹑	58	460 kJ（110 g）	20.2	3.1	0.0	0.2
鹅	63	1 025 kJ（245 g）	17.9	19.9	0.0	0.0
鹅肝	100	540 kJ（129 g）	15.2	3.4	0.0	9.3
鹅肫	100	418 kJ（100 g）	19.6	1.9	0.0	1.1
鸽	42	841 kJ（201 g）	16.5	14.2	0.0	1.7
牛乳	100	226 kJ（54 g）	3.0	3.2	0.0	3.4
牛乳粉（全脂）	100	2 000 kJ（478 g）	20.1	21.2	0.0	51.7
牛乳粉（婴儿奶粉）	100	1 854 kJ（443 g）	19.8	15.1	0.0	57.0
酸奶	100	301 kJ（72 g）	2.5	2.7	0.0	9.3
冰淇淋粉	100	1 657 kJ（396 g）	14.5	3.5	0.0	76.7
黄油	100	3 732 kJ（892 g）	1.4	98.8	0.0	0.0
炼乳（罐头，甜）	100	1 389 kJ（332 g）	8.0	8.7	0.0	55.4
奶豆腐（鲜）	100	1 276 kJ（305 g）	46.2	7.8	0.0	12.5
奶酪（干酪）	100	1 372 kJ（328 g）	25.7	23.5	0.0	3.5
奶皮子	100	1 925 kJ（460 g）	12.2	42.9	0.0	6.3
奶油	100	3 012 kJ（720 g）	2.5	78.6	0.0	0.7
鸡蛋（白皮）	87	577 kJ（138 g）	12.7	9.0	0.0	1.5
鸡蛋白	100	251 kJ（60 g）	11.6	0.1	0.0	3.1
鸡蛋黄	100	1 372 kJ（328 g）	15.2	28.2	0.0	3.4
松花蛋（鸡）	83	475 kJ（178 g）	14.8	10.6	0.0	5.8
鸭蛋	87	753 kJ（180 g）	12.6	13.0	0.0	3.1
鹅蛋	87	820 kJ（196 g）	11.1	15.6	0.0	2.8

鱼虾蟹贝类

名　　称	可食部分（%）	热量	蛋白质（g）	脂肪（g）	膳食纤维（g）	碳水化物（g）
鲍鱼（杂色鲍）	65	351 kJ（84 g）	12.6	0.8	0.0	6.6
鲍鱼（干）	100	1 347 kJ（322 g）	54.1	5.6	0.0	13.7
蛏干（蛏子缢，蛏青子）	100	1 423 kJ（340 g）	46.5	4.9	0.0	27.4
蛏子	57	167 kJ（40 g）	7.3	0.3	0.0	2.1
淡菜（干）	100	1 485 kJ（355 g）	47.8	9.3	0.0	20.1
淡菜（鲜）	49	335 kJ（80 g）	11.4	1.7	0.0	4.7
干贝	100	1 105 kJ（264 g）	55.6	2.4	0.0	5.1

（续表）

名　　称	可食部分（%）	热量	蛋白质（g）	脂肪（g）	膳食纤维（g）	碳水化物（g）
海蛎肉	100	276 kJ（66 g）	8.4	2.3	0.0	2.9
海参	93	1 096 kJ（262 g）	50.2	4.8	0.0	4.5
海蜇皮	100	138 kJ（33 g）	3.7	0.3	0.0	3.8
蛤蜊	45	129 kJ（31 g）	5.8	0.4	0.0	1.1
河蚌	23	151 kJ（36 g）	6.8	0.6	0.0	0.8
河蚬（蚬子）	35	197 kJ（47 g）	7.0	1.4	0.0	1.7
螺（东风螺，黄螺）	43	444 kJ（106 g）	19.8	1.0	0.0	4.5
螺蛳	37	247 kJ（59 g）	7.5	0.6	0.0	6.0
螺（田螺）	26	251 kJ（60 g）	11.0	0.2	0.0	3.6
墨鱼	69	343 kJ（82 g）	15.2	0.9	0.0	3.4
牡蛎	100	305 kJ（73 g）	5.3	2.1	0.0	8.2
生蚝	100	238 kJ（57 g）	10.9	1.5	0.0	0.0
乌鱼蛋	73	276 kJ（66 g）	14.1	1.1	0.0	0.0
乌贼（鲜，枪乌贼，台湾枪乌贼）	97	351 kJ（84 g）	17.4	1.6	0.0	0.0
鲜贝	100	322 kJ（77 g）	15.7	0.5	0.0	2.5
鲜赤贝	34	255 kJ（61 g）	13.9	0.6	0.0	0.0
鲜扇贝	35	251 kJ（60 g）	11.1	0.6	0.0	2.6
蚌肉	63	297 kJ（71 g）	15.0	0.9	0.0	0.8
鱿鱼（干，台湾枪乌贼）	98	1 310 kJ（313 g）	60.0	4.6	0.0	7.8
鱿鱼（水浸）	98	314 kJ（75 g）	18.3	0.8	0.0	0.0
章鱼（真蛸）	100	218 kJ（52 g）	10.6	0.4	0.0	1.4
鳌虾	31	389 kJ（93 g）	14.8	3.8	0.0	0.0
河虾	86	351 kJ（84 g）	16.4	2.4	0.0	0.0
江虾（沼虾）	100	364 kJ（87 g）	10.3	0.9	0.0	9.3
基围虾	60	423 kJ（101 g）	18.2	1.4	0.0	3.9
明虾	57	356 kJ（85 g）	13.4	1.8	0.0	3.8
虾米（海米）	100	816 kJ（195 g）	43.7	2.6	0.0	0.0
虾皮	100	640 kJ（153 g）	30.7	2.2	0.0	2.5
白米虾（水虾米）	57	339 kJ（81 g）	17.3	0.4	0.0	2.0
斑节对虾（草虾）	59	431 kJ（103 g）	17.6	0.8	0.0	5.4
长毛对虾（大虾，白露虾）	65	377 kJ（90 g）	18.5	0.4	0.0	3.0
刺姑（红大虾）	14	322 kJ（77 g）	16.0	1.4	0.0	0.0
对虾	61	389 kJ（93 g）	18.6	0.8	0.0	2.8

（续表）

名　　称	可食部分（%）	热量	蛋白质（g）	脂肪（g）	膳食纤维（g）	碳水化物（g）
海虾	51	331 kJ（79 g）	16.8	0.6	0.0	1.5
蟹（河蟹）	42	431 kJ（103 g）	17.5	2.6	0.0	2.3
蟹（踞缘青蟹，青蟹）	43	335 kJ（80 g）	14.6	1.6	0.0	1.7
蟹（梭子蟹）	49	398 kJ（95 g）	15.9	3.1	0.0	0.9
白姑鱼（白米子鱼）	67	628 kJ（150 g）	19.1	8.2	0.0	0.0
鲅鱼（马鲛鱼,燕鲅鱼，巴鱼）	80	510 kJ（122 g）	21.2	3.1	0.0	2.2
八爪鱼（八角鱼）	78	565 kJ（135 g）	18.9	0.4	0.0	14.0
鳊鱼（鲂鱼，武昌鱼）	59	565 kJ（135 g）	18.3	6.3	0.0	1.2
草鱼（白鲩，草包鱼）	58	469 kJ（112 g）	16.6	5.2	0.0	0.0
鲳鱼（平鱼,银鲳,刺鲳）	70	594 kJ（142 g）	18.5	7.8	0.0	0.0
大黄鱼（大黄花鱼）	66	402 kJ（96 g）	17.7	2.5	0.0	0.8
带鱼（白带鱼，刀鱼）	76	531 kJ（127 g）	17.7	4.9	0.0	3.1
大麻哈鱼（大马哈鱼）	72	598 kJ（143 g）	17.2	8.6	0.0	0.0
鲷鱼（黑鲷，铜盆鱼，大目鱼）	65	444 kJ（106 g）	17.9	2.6	0.0	2.7
鲽（比目鱼，凸眼鱼）	72	448 kJ（107 g）	21.1	2.3	0.0	0.5
鳜鱼（桂鱼）	61	148 kJ（117 g）	19.9	4.2	0.0	0.0
海鳗（海鳗鱼，卿勾）	67	510 kJ（122 g）	18.8	5.0	0.0	0.5
黄鳝（鳝鱼）	67	372 kJ（89 g）	18.0	1.4	0.0	1.2
黄鳝（鳝丝）	88	255 kJ（61 g）	15.4	0.8	0.0	0.0
胡子鲇（塘虱鱼）	50	611 kJ（146 g）	15.4	8.0	0.0	3.1
鲚鱼（大凤尾鱼）	79	444 kJ（106 g）	13.2	5.5	0.0	0.8
鲚鱼（小凤尾鱼）	90	519 kJ（124 g）	15.5	5.1	0.0	4.0
鲫鱼（喜头鱼,海鲋鱼）	54	452 kJ（108 g）	17.1	2.7	0.0	3.8
鲢鱼（白鲢，胖子，连子鱼）	61	427 kJ（102 g）	17.8	3.6	0.0	0.0
鲮鱼（雪鲮）	57	397 kJ（95 g）	18.4	2.1	0.0	0.7
鲤鱼（鲤拐子）	54	456 kJ（109 g）	17.6	4.1	0.0	0.5
罗非鱼	55	410 kJ（98 g）	18.4	1.5	0.0	2.8
鲈鱼（鲈花）	58	418 kJ（100 g）	18.6	3.4	0.0	0.0
鳗鲡（鳗鱼，河鳗）	84	799 kJ（181 g）	18.6	10.8	0.0	2.3
梅童鱼（大头仔鱼，丁珠鱼）	63	473 kJ（113 g）	18.9	5.0	0.0	0.0

（续表）

名　　称	可食部分（%）	热量	蛋白质（g）	脂肪（g）	膳食纤维（g）	碳水化物（g）
鲇鱼（胡子鲇，鲢胡，旺虾）	65	427 kJ（102 g）	17.3	3.7	0.0	0.0
泥鳅	60	402 kJ（96 g）	17.9	2.0	0.0	1.7
舌鳎（花纹舌头，舌头鱼）	68	347 kJ（83 g）	17.7	1.4	0.0	0.1
乌鳢（黑鱼，石斑鱼，生鱼）	57	456 kJ（85 g）	19.5	1.2	0.0	0.0
小黄鱼（小黄花鱼）	63	414 kJ（99 g）	17.9	3.0	0.0	0.1
鳕鱼（鳕狭，明太鱼）	45	368 kJ（88g）	20.4	0.5	0.0	0.5
鳙鱼（胖头鱼，摆佳鱼，花鲢鱼）	61	418 kJ（100 g）	15.3	2.2	0.0	4.7
鱼片干	100	1 268 kJ（303 g）	46.1	3.4	0.0	22.0
鱼子酱（大麻哈鱼）	100	1 054 kJ（252 g）	10.9	16.8	0.0	14.4
鲻鱼（白眼棱鱼）	57	494 kJ（118 g）	18.9	4.8	0.0	0.0
鳟鱼（红鳟鱼）	57	414 kJ（99 g）	18.6	2.6	0.0	0.2
小吃、甜饼						
蚕豆（烤）	100	1 556 kJ（372 g）	27.0	2.0	2.2	61.6
炒肝	100	402 kJ（96 g）	2.8	8.0	0.0	3.3
茶汤	100	385 kJ（92 g）	1.5	0.1	0.1	21.4
春卷	100	1 937 kJ（463 g）	6.1	33.7	1.0	33.8
蛋糕	100	1 452kJ（347 g）	8.6	5.1	0.4	66.7
蛋黄酥	100	1 615 kJ（386 g）	11.7	3.9	0.8	76.1
豆汁（生）	100	41 kJ（10 g）	0.9	0.1	0.1	1.3
鹅油卷	100	1 929 kJ（461 g）	8.4	22.7	1.7	55.7
茯苓夹饼	100	1 389 kJ（332 g）	4.4	0.4	6.5	77.8
灌肠	100	561 kJ（134 g）	0.2	0.3	0.3	32.5
黑洋酥	100	1 745 kJ（417 g）	4.2	12.4	7.5	72.2
核桃薄脆	100	2 008 kJ（480 g）	9.8	24.6	6.2	54.9
江米条	100	1 837 kJ（439 g）	5.7	11.7	0.4	77.7
焦圈	100	2 276 kJ（544 g）	6.9	34.9	1.8	50.7
京八件	100	1 820 kJ（435 g）	7.2	16.4	3.0	64.6
金钱酥	100	2 109 kJ（504 g）	11.4	23.1	0.0	62.4
京式黄酥	100	2 050 kJ（490 g）	6.0	21.8	0.3	67.4
开口笑（麻团）	100	2 142 kJ（512 g）	8.4	30.0	3.1	52.2

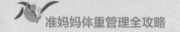
（续表）

名　称	可食部分（%）	热量	蛋白质（g）	脂肪（g）	膳食纤维（g）	碳水化物（g）
绿豆糕	100	1 460 kJ（349 g）	12.8	1.0	1.2	72.2
栗羊羹	100	1 259 kJ（301 g）	3.7	0.6	0.8	70.1
驴打滚	100	812 kJ（194 g）	8.2	0.2	1.9	39.9
麻烘糕	100	1 661 kJ（397 g）	3.8	3.8	0.3	86.9
麻花	100	2 192 kJ（524 g）	8.3	31.5	1.5	51.9
麻香糕	100	1 678 kJ（401 g）	3.9	3.6	0.5	88.2
面窝	100	1 226 kJ（293 g）	5.2	10.7	0.0	44.0
蜜麻花（糖耳朵）	100	1 536 kJ（367 g）	4.8	11.0	0.9	62.3
酿皮子	100	552 kJ（132 g）	1.6	5.1	0.4	19.9
热干面	100	636 kJ（152 g）	4.2	2.4	0.2	28.5
肉香饼	100	1 820 kJ（435 g）	6.2	16.0	1.4	66.5
三刀蜜	100	1 602 kJ（383 g）	4.1	10.5	1.4	67.9
三鲜豆皮	100	1 003 kJ（240 g）	6.0	10.2	0.0	31.0
烧麦	100	996 kJ（238 g）	9.2	11.0	2.3	25.6
水晶饼	100	1 824 kJ（436 g）	0.2	17.4	0.8	68.7
酥皮糕点	100	1 782 kJ（426 g）	8.1	15.5	1.4	63.6
汤包	100	996 kJ（238 g）	8.1	11.6	0.0	25.2
桃酥	100	2 013 kJ（481 g）	7.1	21.8	1.1	64.0
豌豆黄	100	556 kJ（133 g）	7.5	0.6	2.2	24.5
香油炒面	100	1 703 kJ（407 g）	12.4	4.8	1.5	78.6
小豆粥	100	255 kJ（61 g）	1.2	0.4	0.6	13.1
羊面肠	100	636 kJ（152 g）	2.7	3.5	0.9	27.3
油茶	100	393 kJ（94 g）	2.4	0.9	0.9	19.1
月饼（豆沙）	100	1 695 kJ（405 g）	8.2	13.6	3.1	62.5
月饼（五仁）	100	1 741 kJ（416 g）	8.0	16.0	3.9	60.1
月饼（枣泥）	100	4 244 kJ（424 g）	7.1	15.7	1.4	63.5
炸糕	100	1 172 kJ（280 g）	6.1	12.3	1.2	36.1
状元饼	100	1 820 kJ（435 g）	8.6	14.7	1.0	67.1

速食食品

名　称	可食部分（%）	热量	蛋白质（g）	脂肪（g）	膳食纤维（g）	碳水化物（g）
面包	100	1 305 kJ（312 g）	8.3	5.1	0.5	58.1
面包（法式牛角）	100	1 569 kJ（375 g）	8.4	14.3	1.5	53.1
面包（咸）	100	1 146 kJ（274 g）	9.2	3.9	0.5	50.5
面包（椰圈）	100	1 139 kJ（320 g）	9.5	4.8	0.3	59.6
饼干	100	1 812 kJ（433 g）	9.0	12.7	1.1	70.6

（续表）

名　　称	可食部分（%）	热量	蛋白质（g）	脂肪（g）	膳食纤维（g）	碳水化物（g）
饼干（苏打）	100	1 707 kJ（408 g）	8.4	7.7	0.0	76.2
甜饮料						
橘子汁	100	498 kJ（119 g）	0.0	0.1	0.0	29.6
可可粉	100	1 139 kJ（320 g）	24.6	8.4	14.3	36.5
麦乳精	100	1 795 kJ（429 g）	8.5	9.7	0.0	77.0
巧克力豆奶	100	163 kJ（39 g）	2.9	0.5	0.0	5.9
汽水（橙汁汽水）	100	84 kJ（20 g）	0.0	0.0	0.0	0.0
汽水（柠檬汽水）	100	159 kJ（38 g）	0.0	0.0	0.0	9.5
汽水（特制）	100	176 kJ（42 g）	0.0	0.0	0.0	10.5
沙棘果汁	100	184 kJ（44 g）	0.9	0.5	1.7	8.9
山楂晶	100	1 615 kJ（386 g）	0.1	0.2	0.0	95.9
喜乐（乳酸饮料）	100	222 kJ（53 g）	0.9	0.2	0.0	11.8
杏仁露	100	192 kJ（46 g）	0.9	1.1		8.1
糖及蜜饯类						
白砂糖	100	1 674 kJ（400 g）	0.0	0.0	0.0	99.9
彩球糖	100	1 657 kJ（396 g）	0.0	0.0	0.0	99.0
蜂蜜	100	1 343 kJ（321 g）	0.4	1.9	0.0	75.6
红糖	100	1 628 kJ（389 g）	0.7	0.0	0.0	96.6
棉花糖	100	1 343 kJ（321 g）	4.9	0.0	0.0	75.3
米花糖	100	1 607 kJ（384 g）	3.1	3.3	0.3	85.5
奶糖	100	1 703 kJ（407 g）	2.5	6.6	0.0	84.5
泡泡糖	68	1 506 kJ（360 g）	0.2	0.0	0.0	89.8
巧克力	100	2 452 kJ（586 g）	4.3	40.1	1.5	51.9
巧克力（酒芯）	100	1 674 kJ（400 g）	1.3	12.0	0.4	71.8
山楂球	100	1 544 kJ（369 g）	0.5	0.0	0.9	91.7
水晶糖	100	1 653 kJ（395 g）	0.2	0.2	0.1	98.1
酥糖	100	1 824 kJ（436 g）	6.0	13.9	4.0	71.6
南瓜果脯	100	1 406 kJ（336 g）	0.9	0.2	0.7	82.6

注：（以每 100 g 可食部计）

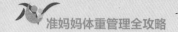

附录2　食物血糖生成指数

食物类	食物名称	GI
糖类	葡萄糖	100.0
	绵白糖	83.8
	蔗糖	65.0
	果糖	23.0
	蜂蜜	73.0
	巧克力	49.0
谷类及制品	小麦（整粒煮）	41.0
	粗麦粉（蒸）	65.0
	面条（小麦粉）	81.6
	通心面（管状粗）	45.0
	馒头（富强粉）	88.1
	烙饼	79.6
	油条	74.9
	大米饭	83.2
	大米粥	69.4
	糙米（煮）	87.0
	糯米饭	87.0
	大米糯米粥	65.3
	黑米粥	42.3
	大麦（整粒煮）	25.0
	大麦粉	66.0
	玉米（甜煮）	55.0
	玉米糁粥	51.8
	玉米面粥	50.9
	小米粥	61.5
	荞麦面条	59.3
	荞麦面馒头	66.7
	白小麦面面包	105.8
	燕麦麸	55.0
薯类淀粉及制品	马铃薯（蒸）	65.0
	马铃薯泥	73.0
	马铃薯粉条	13.6
	甘薯（山芋）	54.0

（续表）

食物类	食物名称	GI
豆类及其制品	黄豆（浸煮）	18.0
	炖鲜豆腐	31.9
	冻豆腐	22.3
	豆腐干	23.7
	绿豆	27.2
	蚕豆	79
	扁豆	38.0
	黑豆汤	64.0
	四季豆	27.0
蔬菜	甜菜	64.0
	胡萝卜	71.0
	南瓜（倭瓜番瓜）	75.0
	山药（薯蓣）	51.0
	雪魔芋	17.0
	芋头（蒸）	47.7
水果及其制品	苹果	36.0
	梨	36.0
	桃	28.0
	杏干	31.0
	李子	24.0
	樱桃	22.0
	葡萄	43.0
	葡萄干	64.0
	猕猴桃	52.0
	柑	43.0
	柚	25.0
	菠萝	66.0
	芒果	55.0
	香蕉	52.0
	生香蕉	30.0
	西瓜	72.0
种子	花生	14.0
乳类及其制品	牛奶	27.6
	脱脂牛奶	32.0
	牛奶加糖巧克力	34.0
	低脂奶粉	11.9
	酸奶（加糖）	48.0
	酸乳酪（普通）	36.0

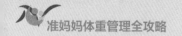

（续表）

食物类	食物名称	GI
速食食品	小麦片	69.0
	桂格燕麦片	83.0
	荞麦方便面	53.2
	比萨饼（含乳酪）	60.0
	汉堡包	61.0
	白面包	87.9
	全麦粉面包	69.0
	黑麦粉面包	65.0
	混合谷物面包	45.0
	棍子面包	90.0
	燕麦粗粉饼干	55.0
	小麦饼干	70.0
	梳打饼干	72.0
	华夫饼干	76.0
	膨化薄脆饼干	81.0
	达能闲趣饼干	47.1
	达能牛奶香脆	39.3
	爆玉米花	55.0
	油炸马铃薯片	60.3
	酥皮糕点	59.0
饮料类	苹果汁	41.0
	水蜜桃汁	32.7
	菠萝汁（不加糖）	46.0
	柚子果汁（不加糖）	48.0
	橘子汁	57.0
	可乐饮料	40.3
	芬达软饮料	68.0
	冰淇淋	61.0
混合膳食及其他	馒头+酱牛肉	49.4
	馒头+芹菜炒鸡蛋	48.6
	馒头+黄油	68.0
	饼+鸡蛋炒木耳	48.4
	饺子（三鲜）	28.0
	包子（芹菜猪肉）	39.1
	硬质小麦粉肉馅馄饨	39
	牛肉面	88.6
	米饭+鱼	37.0

（续表）

食物类	食物名称	GI
混合膳食及其他	米饭＋芹菜＋猪肉	57.1
	米饭＋蒜苗	57.9
	米饭＋蒜苗＋鸡蛋	68.0
	米饭＋猪肉	73.3
	玉米粉＋人造黄油（煮）	69
	猪肉炖粉条	16.7

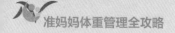

附录3 孕期体重增长参照表

表1 孕前 BMI 分类标准指标与孕期体重增长标准

	孕前 BMI（kg/m²）	孕期总增重	孕中期到孕晚期 每周增重（kg）
体重偏低	< 18.5	12.5 ~ 18.0	0.51（0.44 ~ 0.58）
体重正常	18.5 ~ 23.9	11.5 ~ 16.0	0.42（0.35 ~ 0.50）
超重	24.0 ~ 27.9	7.0 ~ 11.5	0.28（0.23 ~ 0.33）
肥胖	≥ 28.0	5.0 ~ 9.0	0.22（0.17 ~ 0.27）

表2 孕前 BMI<18.5 孕期体重增长参照表

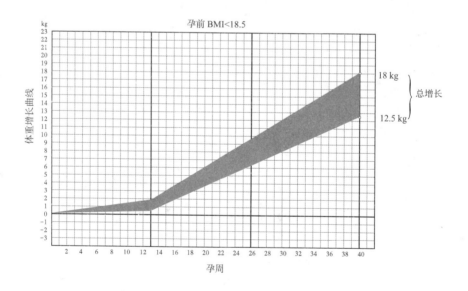

表 3　孕前 BMI 18.5 ～ 24.9 孕期体重增长参照表

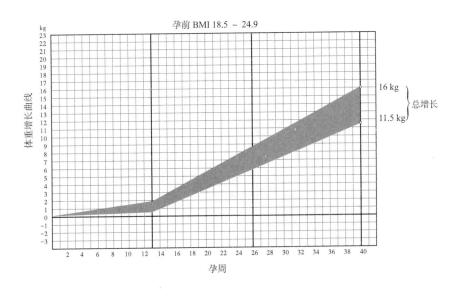

表 4　孕前 BMI 25.00 ～ 29.9 孕期体重增长参照表

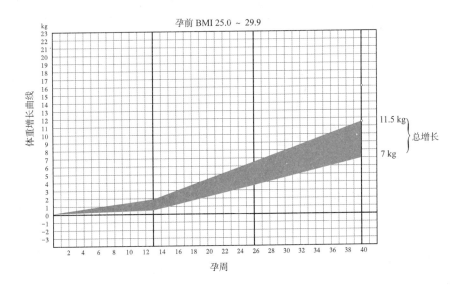

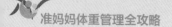
表5 孕前 BMI ≥ 30 孕期体重增长参照表

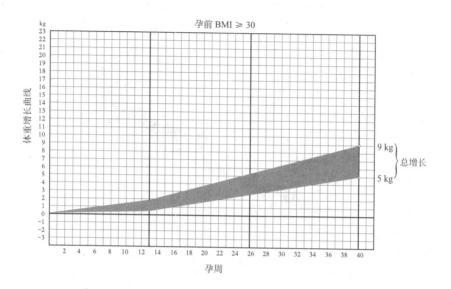

附录4　孕期自测表

记录单位：
胎动（　　）次/h
胎心（　　）次/min
宫高（　　）cm
血压（　　）kPa
体重（　　）kg

30^{+1} 表示 30 周又 1 日

孕周	胎动	胎心	宫高	血压	体重
20 周					
24 周					
28 周					
30 周					
30^{+1}					
30^{+2}					
30^{+3}					
30^{+4}					
30^{+5}					
30^{+6}					
31 周					
31^{+1}					
31^{+2}					
31^{+3}					
31^{+4}					
31^{+5}					
31^{+6}					
32 周					
32^{+1}					
32^{+2}					
32^{+3}					
32^{+4}					

（续表）

孕周	胎动	胎心	宫高	血压	体重
32^{+5}					
32^{+6}					
33 周					
33^{+1}					
33^{+2}					
33^{+3}					
33^{+4}					
33^{+5}					
33^{+6}					
34 周					
34^{+1}					
34^{+2}					
34^{+3}					
34^{+4}					
34^{+5}					
34^{+6}					
35 周					
35^{+1}					
35^{+2}					
35^{+3}					
35^{+4}					
35^{+5}					
35^{+6}					
36 周					
36^{+1}					
36^{+2}					
36^{+3}					
36^{+4}					

（续表）

孕周	胎动	胎心	宫高	血压	体重
36^{+5}					
36^{+6}					
37 周					
37^{+1}					
37^{+2}					
37^{+3}					
37^{+4}					
37^{+5}					
37^{+6}					
38 周					
38^{+1}					
38^{+2}					
38^{+3}					
38^{+4}					
38^{+5}					
38^{+6}					
39 周					
39^{+1}					
39^{+2}					
39^{+3}					
39^{+4}					

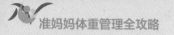
附录5　膳食日记表

餐次	用餐地点（家、食堂、饭店、外卖）	菜肴名称	成分	估重